失 眠 療 癒

失眠療癒

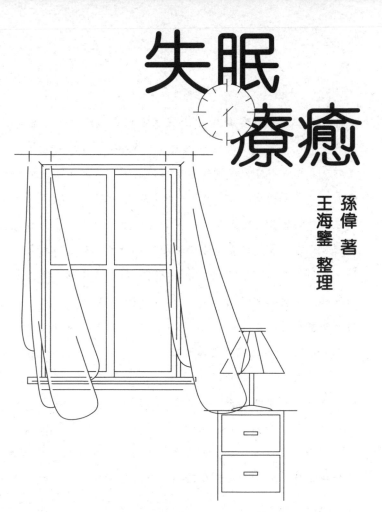

孫偉 著

王海鑒 整理

中和出版
OPEN PAGE

　　我不但是經孫偉醫生診治後痊癒的失眠患者，還有幸以最早的讀者身份，拜讀了他的《失眠療癒》書稿。雖然只是初覽其中一部分，已讓我不禁感歎其豐贍而精深。從這部書中，可見孫偉博士的「博」，對中西醫學他博識融通，為失眠療癒拓展了空間和路徑。覽讀時我尤其感覺孫醫生對於中國古代哲賢睿知奧義的博會深研，從老子、莊子的人生哲學，到蔡元定的「先睡心，後睡眼」，到王陽明的「此心光明」……這些對失眠者來說，有著祛除心理困擾的啟示作用。孫醫生還借鑒道家養生功法以及中醫經絡理論，研發了一套「樂眠操」，對於改善睡眠非常有幫助。

　　我曾經在以前的十來個月裡，備受夜夜失眠的困擾煎熬，服用過數種安眠藥，卻是療效甚微，真是苦不堪言。後來找到了孫偉醫生，經過他的「三部曲」（行動改善睡眠，藥物輔助睡眠，從「心」根治失眠）治療，在很短時間裡，我的睡眠就改善了，人又神清氣爽了。真要感謝孫醫生！現在讀到他這部《失眠療癒》，感觸良深，獲益匪淺。我覺得，對廣大失眠患者來說，這不啻是一部「福音」書！

張秋林

二十一世紀出版社社長

　　你睡得好嗎？說實話，我一度睡得很不好。

　　由於長期熬夜工作和業績壓力，我於2016年底患上了嚴重失眠症，三個多月不能正常入睡，這曾讓我精神幾乎崩潰⋯⋯幸好2017年4月我遇到了孫偉博士，在他的幫助下我知道了導致失眠的原因，在治療中他不但指導我科學用藥，還教我正念呼吸、身體掃描、樂眠操等修煉方法，這些努力最終在我身上取得了良好效果，最終我的失眠症狀消失了，又快樂地回到了工作和生活之中。我很欣喜看到孫偉博士這部書稿的出版，書中的很多道理是他以前給我講過的，很多修煉的方法是我實踐過的，在此我向所有有睡眠困難的人士推薦此書，特別是向每天面臨沉重工作壓力的金融界人士推薦！

黃燕銘

國泰君安證券研究所所長

序 三

關於全球失眠群體之龐大，失眠帶來的痛苦之深刻，無須贅述。目前醫學界對失眠主要採取藥物治療和心理行為治療兩種方式。孫偉博士既是從業多年的睡眠醫學科醫生，又是心理學專家；既精通藥物治療，又善於心理行為治療。同時，他還積極而耐心地從事面向大眾的健康科普工作，是中國睡眠研究會的優秀科普專家。在《失眠療癒》一書中，孫博士深入淺出地梳理和介紹了失眠的行為治療、藥物治療及心理治療方法。已經有成千上萬的失眠患者，通過這些方法獲得痊癒，告別了使用多年的安眠藥物。我強烈推薦廣大失眠者閱讀此書，盡早按照書中介紹的方法行動，重獲健康睡眠。

彭志平

全國睡眠科普首席專家

中國睡眠研究會信息科普部主任

北京公安醫院二部睡眠中心副主任

　　睡眠是人的基本生理需求，人生中大約有三分之一時間是在睡眠中度過的，長期睡眠不足或失眠會導致多種軀體和精神的損害，如免疫力下降、血壓升高、心情煩躁、疲乏無力、注意力不集中、記憶力下降、焦慮抑鬱等，影響生活質量和工作效率。有數據顯示，我國成年人的失眠發生率高達38.2%，超過3億人有睡眠問題，因此現今對失眠治療的需求很大。孫偉博士不但對失眠治療有著豐富的臨床經驗，還有通過著書讓更多人受益的強烈願望和使命，他的《失眠療癒》一書，一方面破解了人們對睡眠的諸多認知誤區，另一方面系統全面地介紹了對普通人來說易讀實用的失眠治療策略，即失眠療癒「三部曲」：行動改善睡眠、藥物輔助睡眠、從「心」根治失眠。依照這套科學的治療體系，失眠患者將大有機會脫離失眠的苦海。因此，推薦大家都來關注這本實用的「失眠自助療癒手冊」！

孫洪強

主任醫師、教授、博士生導師

北京大學第六醫院副院長

失眠，必須療癒

你失眠過嗎？躺在床上輾轉難眠？眠淺易醒？多夢？或者，早醒？

長期失眠消耗生命，讓人苦不堪言，也許只有失眠者本人才能體會到。

失眠是最常見的睡眠障礙。作為睡眠醫學科醫生，我在 14 年的臨床實踐中，診治了 10 萬多例失眠患者，其中年齡最小的是一位 13 歲的初一女生——因為期中考試成績不佳被家長批評，出現了持續失眠的症狀。而失眠歷史最長的患者，是一位 82 歲的老先生，受失眠症困擾長達 55 年。

連我自己，也有過 2 次難忘的失眠經歷：

一次是參加高考的前一晚，另一次是參加研究生入學考試的前一晚，都是在床上翻來覆去睡不著。想到第二天，難免內心緊張、煩躁。高考前一晚剛好下著雨，雨滴落到宿舍窗台又濺到玻璃上這種微小的聲音，我都能聽到。幸好失眠最後沒有影響我的高考和考研成績。但僅僅兩天的失眠之苦，就已讓我刻骨銘心。難以想像那種長期連續的失眠，該多讓人痛苦。我曾經診治過一位來自內蒙古自治區的失眠患者，連續 7 天沒有一分鐘睡眠的她，感覺自己快要被折磨至死了，甚至寫好了給家人的遺書。最後，她被家人用擔架抬到了醫院。

怎樣才算是失眠？失眠是指儘管有適當的睡眠機會和睡眠

環境，依然對於睡眠時間或睡眠質量感到不滿意，比如：①入睡困難，即臥床 30 分鐘內無法入睡；②睡眠維持困難，即入睡後頻繁醒來，且醒後再入睡困難；③早醒，即比期望的醒來時間早 30 分鐘以上；④對睡眠質量不滿，感覺睡醒不解乏。

偶爾失眠，對人的健康沒有太大影響。而長期失眠，可能誘發多種軀體疾病，如高血壓病、冠心病、糖尿病、癌症等；更嚴重的是，長期失眠會造成精神損害，導致注意力不集中、記憶力下降，令人心情煩躁、情緒低迷，總覺得白白耗費生命，甚至可能引發抑鬱症。如此在生理和心理的雙重影響下，失眠者的生活質量和工作效率都大大降低，而這種降低又會加重失眠症狀，形成惡性循環。

令人擔憂的不只是失眠，還有採取無效、甚至加重失眠的治療方法，比如喝牛奶、泡腳、淋浴、睡前進食、劇烈運動、飲酒助眠、提前上床、白天補覺等，有人甚至去尋找所謂的「祖傳秘方」。我曾經接診過一位失眠患者，竟然請某位「大師」在紙上寫了「睡眠」二字，然後把紙燒成灰泡水喝，結果依舊睡不著。

不少失眠者沒有選擇正確的治療方法，走了很多彎路，耽誤了治療時機，從而使失眠遷延不癒。

作為一名專職睡眠醫學科醫生，多年的臨床實踐，讓我越來越深入地了解到失眠對人類的危害，同時積累了非常多的失眠療癒經驗，最終摸索、總結出一套療癒失眠的可行方案，即「行動改善睡眠、藥物輔助睡眠、從『心』根治失眠」的「三部

曲」。成千上萬的失眠患者，依據這套科學的治療方案獲得痊癒，告別了服用多年的安眠藥。他們痊癒後都有一個心聲：「要是能早點知道這些科學的方法就好了！」正是他們的心聲，讓我萌發了寫作本書的念頭。

在本書裡，我將系統介紹失眠療癒的方法。全書共分 5 部分：第一部分是「常識」，幫助讀者了解睡眠的一般知識，消除錯誤認識；第二部分是「行動」，介紹改善睡眠的行為治療方法；第三部分是「藥物」，介紹如何科學規範地服用和停用助眠藥物；第四部分是「理心」，從心理角度介紹如何根治失眠；第五部分是「分享」，介紹我治療的 8 個案例。

選擇往往比努力更重要。失眠者通過學習並實踐本書介紹的方法，就選擇了正確的失眠療癒之路。在這裡真誠祝願所有的失眠者重新獲得正常的、健康的睡眠。

孫　偉

背景知識

誰在睡不著？

這個星球上試圖找回睡眠的人，數量之大，可能遠超你的想像。但也正因為如此，我們並不孤獨，也不必恐慌——了解失眠症狀的共性與個性，是失眠療癒的第一步。

● 33% 的美國人

美國史丹福大學睡眠障礙中心的莫里斯·奧哈永教授在 2002 年關於失眠的流行病學臨床綜述中指出，33% 的美國居民有失眠症狀。

● 大於 3 億的中國人

2002 年一項針對全球 10 個國家的失眠流行病學問卷調查顯示，45.4% 的中國人在過去 1 個月中經歷過不同程度的失眠，其中 25% 達到失眠障礙的診斷標準。中國睡眠研究會 2016 年公佈的睡眠調查結果顯示，中國成年人的失眠發生率高達 38.2%，超過 3 億人有睡眠障礙。這個數據還在逐年攀升。

● 相當數量的老人和女性

美國匹茲堡大學安妮·紐曼教授等人於 1997 年公佈的研究結果顯示，美國 65 歲以上的老年人中，失眠發生率高達 65%。女性比男性更容易失眠，大量研究都顯示，女性失眠發病率約為同齡男性的 1.5~2 倍。

● 「憂傷」的年輕人

　　中國睡眠研究會等單位聯合發佈的《2017 中國青年睡眠狀況白皮書》顯示，被調查者中超過一半的青年人認為想睡個好覺特別難，只有兩成多的青年人認為自己通常可以擁有好的睡眠。

目
錄

NO.1 常識 → 關於睡不著的一切

不無知

不控制

不害怕

NO.2 行動 → 上、下、不、動、靜

訓練生物鐘

正念

肌肉和呼吸

NO.3 藥物 → 如何選擇，如何戒除？

5 大類 17 種
主流藥物全解析

不糾結過去
不恐懼明天

安住當下是
最好的滋養

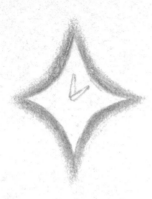

NO.1

常識

關於睡不著的一切

不無知、不控制、不害怕

- 人為甚麼會失眠？

- 失眠為甚麼會持續發作？

- 失眠與抑鬱有著怎樣的關係？

- 睡眠，似乎人人生來就會，
  但又有多少人真正了解其奧秘和規律？

- 失眠者只有先掌握最基本的常識，
  明白「控制可以控制的，接納無法控制的」
  這個道理，才有療癒失眠的可能。

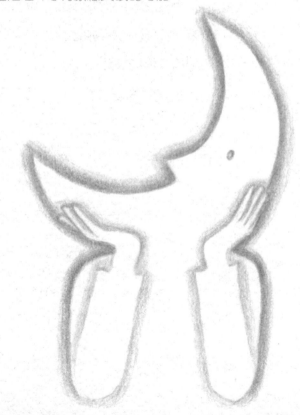

一、你睡得好嗎？

　　你的睡眠質量怎樣？有沒有失眠問題？失眠狀況有多嚴重？不妨先做個小測試了解下自己。

　　右頁的失眠嚴重程度指數量表由加拿大的查爾斯·莫蘭教授等人編製，是目前臨床上使用最為廣泛的失眠評估量表之一。這個量表共有7個問題，每個問題的評分從0~4分共5個等級，答完所有問題大致需要兩三分鐘。

失眠嚴重程度指數量表（ISI）[1]

1 描述你當前(或最近2週)入睡困難的嚴重程度

　　無（0）　輕度（1）　中度（2）　重度（3）　極重度（4）

2 描述你當前(或最近2週)維持睡眠所產生困難的嚴重程度

　　無（0）　輕度（1）　中度（2）　重度（3）　極重度（4）

3 描述你當前(或最近2週)早醒的嚴重程度

　　無（0）　輕度（1）　中度（2）　重度（3）　極重度（4）

4 對你當前睡眠模式的滿意度

　　很滿意（0）　滿意（1）　一般（2）　不滿意（3）　很不滿意（4）

5 你認為你的睡眠問題在多大程度上干擾了日間功能

（如導致日間疲勞、影響處理工作和日常事務的能力、注意力、記憶力、情緒等）

　　沒有干擾（0）　輕微（1）　有些（2）　較多（3）　很多干擾（4）

6 與其他人相比，你的失眠問題對生活質量有多大程度的影響或損害

　　沒有（0）　一點（1）　有些（2）　較多（3）　很多（4）

7 你對自己當前的睡眠問題有多大程度的焦慮和痛苦

　　沒有（0）　一點（1）　有些（2）　較多（3）　很多（4）

計分方法　量表總分等於每個問題得分的總和

量表結論　0~7分 → 無顯著失眠　　8~14分 → 輕度失眠

　　　　　　　15~21分 → 中度失眠　　22~28分 → 重度失眠

---

1 失眠嚴重程度指數量表，英文全稱為 Insomnia Severity Index，簡稱 ISI。

如果測試評分大於 7 分，就提示你存在一定程度的失眠。閱讀並踐行本書介紹的失眠療癒方法，給自己一個改變的機會吧！

二、人為甚麼會失眠？

那麼，人究竟為甚麼會失眠？失眠其實只是一個症狀，可以見於很多種軀體疾病和精神心理障礙等。就像發熱一樣，很多種疾病都可以引起發熱，比如流感、肺炎、甲狀腺功能亢進等。導致失眠的最常見病因是失眠障礙，也被稱為「非器質性失眠症」或「原發性失眠」等。本書介紹的失眠療癒的方法，主要是針對失眠障礙。而對於其他原因導致的失眠，比如下肢不寧綜合徵、抑鬱症等，需要在醫生的指導下進行其他針對性治療。

下肢不寧綜合徵是一種常見的神經系統疾病，主要表現為夜間臥床後肢體出現不舒服的感覺，腿或胳膊感到酸脹、麻木、疼痛或者有蟲爬感等，活動以後可以部分或者完全緩解這些不舒服的感覺。如果你有這些表現，需要到睡眠醫學科或者神經內科診治。

抑鬱症是一種常見的精神心理障礙，主要表現為心情低

落、疲乏無力、沒有興趣等，有的人會有輕生的念頭或行為。如果有抑鬱症的這些表現，建議到精神心理科診治。

排除了下肢不寧綜合徵和抑鬱症以後，你失眠的病因就極有可能是失眠障礙了。那失眠障礙的原因有哪些呢？目前學術界比較有影響力的解釋失眠障礙原因的模型，是美國紐約城市大學心理學系的亞瑟‧斯皮爾曼教授等人所提出的「3P 模型」。

3P 模型指出，失眠的病因主要有三個方面的因素，即：素質因素 [1]、誘發因素 [2] 和維持因素 [3]。這三個因素的英語單詞都以「P」開頭，所以簡稱為「3P 模型」：

素質因素

是指失眠的發病基礎。如失眠家族史、身體高覺醒狀態、焦慮性性格等。如果你的家族中有失眠患者，尤其是父母有失眠病史，那麼你出現失眠的風險會明顯升高，這可能與遺傳基因有關。身體高覺醒狀態是指身體、心理敏感度高，對很小的刺激有非常強烈的反應，無法耐受微小的聲音或者微弱的光線刺激。焦慮性性格常表現為遇事容易緊張，做事追求完美、要強、反覆思慮、猶豫不決、過分在意他人評價等。

1　素質因素，英文全稱為 Predisposing Factors。
2　誘發因素，英文全稱為 Precipitating Factors。
3　維持因素，英文全稱為 Perpetuating Factors。

誘發因素

　　是指觸發失眠的生活事件。最常見的誘發因素有：人際關係衝突，例如與家人、同事、朋友吵架；壓力過大，例如調動工作、無法完成工作指標、參加考試、經歷戰亂等；患軀體疾病或遭遇外傷，如查出高血壓病、冠心病等重大慢性疾病，或者確診為癌症等治療效果不佳的惡性疾病；親人、朋友出現意外事件等。這些因素都容易觸發失眠。

維持因素

　　是指失眠以後患者所採用的不良應對策略。常見的有：晚上提前上床睡覺、早晨推遲起床時間、白天過多補覺或午睡、飲酒助眠等。這些不良的應對策略，會導致失眠持續發展、遷延不癒。

背景知識

失眠的海明威

　　美國作家歐內斯特·米勒·海明威（1899—1961），成功地讓一個與風暴和鯊魚殊死搏鬥的漁民老人形象（《老人與海》）成為文學經典，然而作家本人卻未能戰勝失眠、躁狂抑鬱症以及多種傷病帶來的折磨和煎熬，於 1961 年開槍自殺。他曾在短篇小說《我躺下》中，幾次提到失眠的士兵尼克，在戰鬥結

束後的寂靜深夜疲憊萬分又難以入眠，聽到「蠶在吃桑葉」的聲音。其家族中許多人也都有失眠、抑鬱、酒精依賴等精神心理問題。由此推測，他的失眠，更多可能是素質因素所致。

睡不著的杜甫

有「詩聖」之稱的唐代詩人杜甫（712—770），在自己的作品中描繪過各種失眠表現：難以入睡、易醒、早醒、多夢、徹夜不眠等。他的詩中，提到失眠的詩有百首之多，如《茅屋為秋風所破歌》中有「自經喪亂少睡眠，長夜沾濕何由徹」，《宿江邊閣》中有「不眠憂戰伐，無力正乾坤」，《寄題江外草堂》中有「干戈未偃息，安得酣歌眠」等。從詩中判斷，影響詩人睡眠質量的多為社會動盪和戰亂等誘發因素。

三、全世界都在用的治療法

目前，對於失眠障礙的治療，全球通用的方法主要有心理行為治療、藥物治療以及物理治療。心理行為治療中的「失眠的認知行為治療」[1] 和藥物治療中的苯二氮䓬受體激動劑治療是臨床證據最多的失眠治療方法。

1　失眠的認知行為治療，英文全稱為 Cognitive behavioural therapy for insomnia，簡稱 CBT-I。

美國睡眠醫學學會[1]是目前世界上最權威的睡眠醫學學術組織之一，中國睡眠研究會是目前中國最權威的睡眠專業學術機構。這兩個學術組織制訂的失眠治療指南，一致推薦失眠的認知行為治療作為首選的治療方法。

本書第二部分「行動」會詳細介紹失眠的認知行為治療方法。除了苯二氮䓬受體激動劑以外，目前臨床上也有很多其他的助眠藥物，可以短期輔助失眠治療。本書第三部分「藥物」會詳細介紹各種常見助眠藥物的使用原則及方法。

心理行為治療方法中，除了「失眠的認知行為治療」方法以外，還有很多其他治療方法被證實對失眠有效。比如認知治療、正念治療、家庭治療、催眠治療等。本書第四部分「理心」，會系統全面地介紹失眠的心理治療方法。

失眠的物理治療主要包括重複經顱磁刺激治療[2]、經顱電刺激治療[3]等。目前很多研究證實重複經顱磁刺激治療和經顱電刺激治療對於失眠障礙有很好的效果。但因為這些治療需要藉助儀器及技師才能開展，失眠者自身無法開展這些治療項目，因此本書不再介紹失眠的物理治療方法。

根據最新的臨床研究證據，結合自身 14 年的臨床診療經驗和 10 萬人次的診療服務，我總結出了失眠療癒「三部曲」，

---

1 美國睡眠醫學學會，英文全稱為 American Academy of Sleep Medicine，AASM。
2 重複經顱磁刺激治療，英文全稱為 Repetitive transcranial magnetic stimulation，簡稱 rTMS。
3 經顱電刺激治療，英文全稱為 Cranial electric stimulation，簡稱 CES。

即：行動改善睡眠、藥物輔助睡眠、從「心」根治失眠。接下來我會詳細介紹這套科學的失眠療癒方法。

藥物治療

苯二氮䓬受體激動劑治療　　　其他

心理行為治療

失眠的認知行為治療　認知治療　正念治療　家庭治療　催眠治療

物理治療

重複經顱磁刺激治療　　經顱電刺激治療

四、崩潰！失眠持續作怪

你失眠有多久了？在我診治過的患者當中，失眠歷史最長的是一位 82 歲的老先生。他從 27 歲開始失眠，找我治療時已經失眠 55 年了！其實，還有失眠歷史更長的。2009 年去世的北京大學教授季羨林是我最尊敬的學者之一，據他自己描述，1939 年第二次世界大戰爆發時，他正好在德國留學，受戰爭的影響，從那時開始失眠。這個狀況一直持續到他去世，所以他的失眠史有 70 年之久。

失眠多由生活事件誘發，如：人際關係緊張，工作、學習、生活壓力過大，外傷、軀體疾病、倒時差等。按常理，誘發失眠的生活事件消失以後，失眠應該自然痊癒。然而研究卻顯示：失眠發生 1 年後，仍然有 70% 的人存在失眠；失眠發生 3 年後，仍然有 50% 的人存在失眠。失眠為何會持續作怪，長久不癒呢？以下 9 種表現可能是重要原因。

1. 作息不規律

　　經常變換作息時間，導致睡眠節律紊亂。比如季羨林教授第二次世界大戰一結束就回到祖國，但因研究、翻譯、寫作等諸多事務繁忙，無法規律作息，這可能是他持續多年失眠的重要原因。

2. 過早上床睡覺

　　失眠者為了盡早入睡，往往採用提前上床的方法。但如果沒有睏意，提前上床只會加重入睡困難。

3. 過晚起床

　　失眠者醒來後感覺睡眠不佳，往往會賴床，希望通過多躺一會兒補足睡眠。但過晚起床不僅無法補足昨晚的睡眠，還會加重第二天晚上的失眠。

4. 補覺或午睡時間過長

　　失眠者往往感到白天精力、體力不足，試圖通過補覺或午睡來彌補夜間缺失的睡眠。但一旦補覺或午睡時間過長，就會導致當天晚上入睡困難，使失眠進入惡性循環。

5. 在床上做與睡眠無關的事

　　床是用來睡覺的。如果因為睡不著而在床上做很多與睡眠無關的事，如看書、看電視、聽音樂、上網、玩遊戲等，就會削弱床和睡眠之間的關聯，從而加重失眠。

6. 睡前使用電子產品時間過長

　　人體褪黑素是促進睡眠的神經遞質，而手機、電腦等電子產品的屏幕發射出的藍光會抑制褪黑素的分泌。如果褪黑素分泌不足，則出現入睡困難。中國睡眠研究會等單位聯合發佈的《2017 中國青年睡眠狀況白皮書》顯示，90% 被調查的對象睡前會使用手機等電子產品刷微博、上微信、玩遊戲、看視頻等。

7. 飲酒助眠

　　酒精可以讓人產生睏意從而幫助入睡。有些失眠患者會通過飲酒助眠。飲酒後雖然入睡變快，但深睡眠會減少，而且容易早醒。並且如果經常飲酒助眠，會導致酒精依賴，從而加重失眠。

8. 過分擔心失眠

　　失眠出現後，患者如果過分擔心失眠帶來的不良影響，會導致過度緊張。過度緊張，又會加重失眠，從而形成「失眠 —— 緊張 —— 失眠」的惡性循環。

9. 臥床後思慮過度

　　很多失眠患者上床後大腦變得非常興奮，腦子像過電影一樣回憶發生過的事或者計劃未來的事，如此思慮過度會導致入睡困難、頻繁覺醒等，從而使失眠加重。

　　如果你有以上加重失眠的行為，要盡快解決，才能使失眠盡早療癒。本書也會介紹相關治療的方法，幫助失眠者培養睡眠節律、減少對失眠的擔心、控制思慮過度等。

五、我失眠，所以我會抑鬱嗎？

　　抑鬱症是現代生活中提及率很高的一種疾病，目前是世界第四大疾病，預計 2020 年將成為世界第二大疾病。抑鬱症的主要表現為情緒低落、疲乏無力、沒有興趣等，嚴重的會有自殺行為。很多人都知道，香港著名影人張國榮的逝去便與抑鬱症的困擾有關。2003 年 4 月 1 日，他從香港中環一家酒店的

24 層躍下，結束了自己的生命，令人痛惜。

由於抑鬱症經常伴有失眠表現，而且長期失眠也會讓人心情煩躁、疲乏無力，所以很多失眠者會擔心自己患上了抑鬱症。那麼失眠與抑鬱症到底有甚麼樣的關係？

首先，失眠可能是抑鬱症的症狀；其次，失眠也可能是抑鬱症的誘因。

失眠是抑鬱症的症狀

抑鬱症的序貫治療 [1] 研究是世界上關於抑鬱症的最有影響力、最大型的臨床研究之一。這個研究顯示 84.7% 的門診抑鬱症患者伴有失眠表現。抑鬱症的失眠可以表現為入睡困難、夜間覺醒和早醒等。夜間覺醒是抑鬱症最常見的失眠類型。27.1% 的抑鬱症患者同時存在入睡困難、夜間覺醒、早醒三種失眠表現。

也有研究提示，早醒（比往常早醒 2 小時以上）是抑鬱症特徵性的失眠表現。因此，失眠患者，尤其是以早醒為主要表現的，應該常規篩查是否患有抑鬱症。如何篩查呢？可以先通過最簡單、實用的病人健康問卷抑鬱自評量表 [2]（簡稱 PHQ-9）進行自我篩查。此表是由美國哥倫比亞大學的羅伯特·斯皮策等人研發，共有 9 個問題，每個問題的評分從 0~3 分共有 4 個等級。

---

1 抑鬱症的序貫治療，英文全稱為 Sequenced Treatment Alternatives to Relieve Depression，簡稱 STAR*D。
2 病人健康問卷抑鬱自評量表，英文全稱為 Patient Health Questionnaire-9，簡稱 PHQ-9。

病人健康問卷：抑鬱自評量表（PHQ-9）

在過去的 2 週裡，你生活中以下症狀出現的頻率有多少？

1 做事時提不起勁或沒有興趣

完全不會（0）　好幾天（1）　一半以上的天數（2）　幾乎每天（3）

2 感到心情低落、沮喪或絕望

完全不會（0）　好幾天（1）　一半以上的天數（2）　幾乎每天（3）

3 入睡困難、睡不安穩或睡眠過多

完全不會（0）　好幾天（1）　一半以上的天數（2）　幾乎每天（3）

4 感覺疲倦或沒有活力

完全不會（0）　好幾天（1）　一半以上的天數（2）　幾乎每天（3）

5 食慾不振或吃太多

完全不會（0）　好幾天（1）　一半以上的天數（2）　幾乎每天（3）

6 覺得自己很糟，或覺得自己很失敗，或者讓自己或家人失望

完全不會（0）　好幾天（1）　一半以上的天數（2）　幾乎每天（3）

7 對事物專注有困難，例如閱讀報紙或看電視時不能集中注意力

完全不會（0）　好幾天（1）　一半以上的天數（2）　幾乎每天（3）

8 動作或說話速度緩慢到別人已經覺察？或正好相反，煩躁或坐立不安、動來動去的情況更勝於平常

完全不會（0）　好幾天（1）　一半以上的天數（2）　幾乎每天（3）

9 有不如死掉或用某種方式傷害自己的念頭

完全不會（0）　好幾天（1）　一半以上的天數（2）　幾乎每天（3）

計分方法	量表總分等於每個問題得分的總和	
量表結論	0~4 分 → 沒有抑鬱	5~9 分 → 輕度抑鬱
	10~14 分 → 中度抑鬱	15~19 分 → 中重度抑鬱
	20~27 分 → 重度抑鬱	

　　如果失眠患者的此量表測試總分 ≥15 分，建議去精神或心理科就診，進一步明確是否患有抑鬱症。如果確定有抑鬱症，也不要恐慌，因為抑鬱症是可以治癒的。

失眠是抑鬱症的誘因

　　失眠以後，如果不及時治療，或採取不恰當的治療方式，有可能發展成為抑鬱症。

　　在這裡介紹一個關於抑鬱症的動物模型實驗。它是目前世界上使用最多的抑鬱症動物模型之一，最早由法國羅傑‧波索爾特等人提出，於 1977 年發表在著名的《自然》雜誌上。實驗是通過「強迫游泳」的方式進行的 —— 把老鼠放到一個水杯裡，老鼠開始會到處「游泳」，試圖擺脫水。多次嘗試游泳還是失敗後，老鼠會呈現「掙扎」姿態，而越努力掙扎越會消耗能量，當能量消耗殆盡，老鼠會「漂浮不動」，徹底放棄，也就是患上了「抑鬱症」。把這個模型應用到失眠與抑鬱症的關係上，也是非常貼切的。

　　剛失眠時，患者會嘗試使用各種方法擺脫失眠，比如運

動、按摩、聽音樂、尋找「祖傳秘方」等，類似處於「游泳」的階段。當多次嘗試這些方法後，仍然無法改善睡眠時，患者則變得煩躁不安、恐懼，也就是「掙扎」和焦慮的階段。這種痛苦掙扎，會消耗患者的能量。當能量耗盡，患者開始陷入絕望，覺得活著沒有意思，甚麼都不願意幹，少言寡語，也就是「漂浮不動」的抑鬱階段。

從這個過程可以看到，其實失眠本身不會導致抑鬱症，反而是對失眠的「掙扎」過度消耗了能量，從而導致人出現抑鬱症狀。老鼠如果剛被放進水裡時，就採取「漂浮」態度，就不會讓能量消耗殆盡。患者剛失眠時，如果就採取「愛睡不睡」的「漂浮」態度，可能就不會發展到抑鬱症了。

所以失眠其實並不可怕，可怕的是對失眠的恐懼和掙扎。睡眠是一個自然的生理過程，我們是無法控制的。但如果能對失眠採取接納的態度，失眠時也能安住在當下，不煩躁、不掙扎，就可以避免發展為抑鬱症。

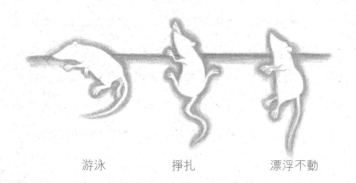

游泳　　　　　掙扎　　　　　漂浮不動

六、怕失眠比失眠可怕

失眠時，你是否有些擔心？擔心健康亮起紅燈，擔心考試掛科，擔心工作不能很好完成……

雖然已經過去了很多年，我還一直記得，參加高考的前一天晚上，我失眠了，擔心自己考不好。結果第二天的考試狀態並沒有受到影響，而且成績比往常還要好一些。幾年之後，研究生入學考試的前一天晚上，我又一次一夜無眠，但有了高考失眠的經驗，我並未擔心，因為知道即使睡不著，也不會影響考試成績。第二天我照常參加考試，而且幸運地考上了北京大學的研究生。

所以，失眠並不可怕，可怕的是對失眠的恐懼，以及失眠時的煩躁不安。

失眠者經常把失眠後果想像得非常嚴重，其實傷害我們的不是失眠本身，而是恐懼和煩躁。

被影迷們津津樂道的電影《水果硬糖》(*Hard Candy*) 中，有一個著名片段，可以印證恐懼對人的誘導和影響：14 歲的高智商少女海莉，為了懲罰涉嫌殺害少女的戀童癖男攝影師傑夫，假裝與其約會，成功將人高馬大的對方用藥物制服、捆綁，聲稱要對其實施閹割。她向傑夫出示了手術刀具、演示相關做法的醫學書和錄影帶，用冰袋麻痺傑夫的特定部位，對其進行酒精消毒，讓傑夫看到血跡，還聲稱會對手術結果進行機

器粉碎。無論傑夫如何咒罵、討饒，海莉都不為所動，最終一道道「折磨」工序進展下來，不但傑夫本人崩潰昏迷，生不如死，認為結局無法挽回，作為觀影者也有高度緊張之感。

事實是，趁海莉離開掙扎著起身的傑夫，發現這不過是海莉精心設計的「局」，那個所謂的手術並未發生……身心俱疲的傑夫，當場涕淚橫流又如釋重負。

儘管手術並未發生，然而傑夫在過程中承受的恐懼、折磨和心理打擊，已經與真實發生手術差別不大了。

雖然這只是電影橋段，但看過的人都可以理解這種心理恐懼的力量。在我們的真實生活中，類似的事其實非常多見。職場菜鳥一定懂這樣的體驗：面對令人畏懼的高層，你越是戰戰兢兢如履薄冰唯恐出錯，就越容易因為神經短路、手足無措，搞砸一些事情——說錯話、弄翻東西，或是搞錯關鍵文件……於是讓自己的菜鳥形象又雪上加霜。

很多失眠患者，每天都在嚇自己，如：失眠會導致免疫力下降、血壓升高、情緒煩躁、注意力不集中、無法工作……因為這些擔心，失眠時只會更加煩躁不安。而煩躁不安又會進一步傷害身心健康，變成惡性循環。

不但如此，人們失眠時，還會使用多種方法來控制睡眠。那麼，我們到底能不能控制睡眠呢？睡眠是人的生理現象，和血壓、血糖、心率、想法、情緒等心理及生理現象一樣，都是難以控制的。就算是至高無上、權力無邊的國王，也統治不了睡眠這件事。

美國哈佛大學的社會心理學家丹尼爾‧魏格納曾做過一個非常有名的「白熊實驗」。他要求受試者嘗試不要想像一隻白熊，結果受試者很快在腦海中浮現出一隻白熊的形象。不如你也來參與下「白熊實驗」——從現在開始，腦子裡千萬不要想「白熊」！一定要控制住自己啊！結果怎樣？是不是越是控制自己不想，腦子裡反而想得越多？

　　睡眠也是同樣的道理：越想控制睡眠，就越容易失眠。上床後，越想睡著，就越睡不著。所以失眠治療中經常使用「矛盾意向法」，即：睡不著時就讓自己努力保持清醒。當患者努

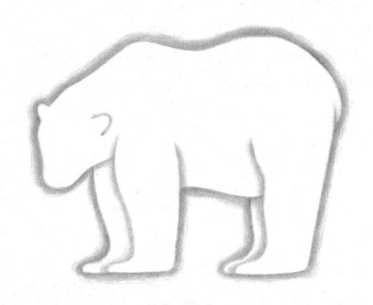

力保持清醒時，反而容易睡著。這正說明越是想控制某些心理或生理活動時，越是容易朝著相反的方向發展。

既然上床多久入睡、睡眠深淺、做夢多少、睡眠長短、醒來幾次等這些睡眠現象是我們無法控制的，不如學會接納這些現象，不再試圖控制睡眠，因為睡眠不能被刻意改變。

那我們可以控制甚麼？行動。

要盡量消除既往的不良睡眠行為，比如：賴在床上做與睡眠無關的事，過早上床，早晨醒來後賴床，作息不規律，白天補覺過多等；還要努力培養良好的睡眠行為，比如：按時上下床、適量運動、多做放鬆練習等。

安住在當下，就是最好的滋養。睡不著時，如果能夠心平氣和地躺著，一樣可以身心放鬆；如果能起來做放鬆練習，更能起到有益的作用。本書第二部分「行動」便會介紹放鬆練習的方法，如漸進式肌肉放鬆、身體掃描、正念呼吸等。

如果明白了「控制可以控制的，接納無法控制的」這個道理，也就找到了療癒失眠的第一把鑰匙。

七、睡眠的深與淺、長與短

　　前面提到，睡眠的深淺、做夢多少、睡眠長短，我們是無法控制的。那麼甚麼是「深睡眠」？甚麼是「淺睡眠」？人為甚麼會做夢？我們究竟需要多長時間的睡眠呢？弄清楚這些問題，就能減少我們對睡眠質量的擔心。

　　正常睡眠過程包含兩個不同的時期，分別為：「快速眼動睡眠期（REM 期）」和「非快速眼動睡眠期（NREM 期）」。非快速眼動睡眠期又分為 1 期（N1）、2 期（N2）、3 期（N3）。其中非快速眼動睡眠期的 1 期和 2 期睡眠，被稱為「淺睡眠」。而非快速眼動睡眠期的 3 期睡眠，被稱為「深睡眠」。至於快速眼動睡眠期，多會有夢境體驗，因此常被稱為「做夢睡眠」。

　　人們的正常睡眠往往是先進入 1 期和 2 期淺睡眠，然後再慢慢進入 3 期深睡眠。3 期深睡眠結束後會再回到 2 期睡眠，然後進入快速眼動睡眠。這個完整的過程被稱為一個「睡眠週期」。每個睡眠週期大約持續 90 分鐘。整夜睡眠大約有 4~5 個睡眠週期。正常人睡眠時期的變化詳見下圖：

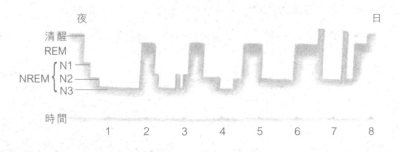

每個睡眠時期的作用各不相同，都不可或缺。非快速眼動期睡眠，包括「淺睡眠」和「深睡眠」，是用來恢復體力的；而快速眼動期的「做夢睡眠」可以鞏固大腦記憶，恢復精力。

　　做夢，其實是記憶再加工、儲存的過程。如果缺少了快速眼動期的「做夢睡眠」，人們就記不住事，容易發展成「癡呆」。

　　睡眠與吃飯一樣，每種食物都有其特殊的營養成份，不可偏食。睡眠也是這樣，不能只想著「深睡眠」，而討厭「淺睡眠」或「做夢睡眠」。正常人 1 期睡眠約佔總睡眠的 2%~5%；2 期睡眠約佔總睡眠的 45%~55%；3 期「深睡眠」僅佔總睡眠的 13%~23%；快速眼動期的「做夢睡眠」約佔總睡眠的 20%~25%。

　　那我們究竟需要多長時間的睡眠呢？有沒有標準的睡眠時長？一定要睡夠 8 小時嗎？其實，並沒有標準的睡眠時長。睡眠時長，和人的飯量一樣，都是因人而異的。睡眠好壞，不能以睡眠時間的長短作為評判標準，而是以睡眠後第二天精力、體力是否夠用為標準。

　　如果一定要給一個參考時間的話，成人的正常睡眠時間是 4~5 個睡眠週期，每個睡眠週期大約 90 分鐘。這樣算下來，成人每天的睡眠時間約為 6~8 小時。而且隨著年齡的增加，人的睡眠需求會越來越少。各個年齡段的大體睡眠時長如下：

- ● 新生嬰兒 16~20 小時
- ● 幼　兒 9~12 小時
- ● 兒　童 9~10 小時
- ● 成年人 6~8 小時
- ● 老年人 5~6 小時

以上睡眠時長只是參考,千萬不要作為自己的睡眠標準,否則容易產生焦慮。

八、睡眠手環可靠嗎?

很多人為了監測自己的睡眠狀況,會購買一些睡眠設備,如睡眠手環等。現在市面上有很多種類的睡眠手環,價格多在200元左右。那麼,它們可靠嗎?

標準的睡眠監測設備為「多導睡眠監測」[1],價格高達幾十萬元,能夠記錄整夜睡眠狀態的多種生理信號,包括腦電、眼電、口鼻呼吸氣流、鼾聲、下頜肌電、心電、胸腹呼吸、上下肢肌電等,是很多睡眠障礙診斷的「金標準」。「多導睡眠監測」綜合了十多種人體生理信號,才能對睡眠狀況進行精準判斷。

1　多導睡眠監測,英文全稱為 Polysomnography,簡稱 PSG。

而目前市面上售賣的睡眠手環，主要是通過分析睡眠中的身體活動、脈搏、體溫等幾個簡單的生理信號，來推斷使用者的睡眠狀況。其結果和標準的多導睡眠監測結果當然有很大差距。尤其是對於睡眠的分期，睡眠手環存在很大誤差。既然如此，我們還有沒有必要使用睡眠手環？答案是肯定的。因為有些睡眠手環對於判斷用戶何時入睡、何時醒來、總睡眠時間等指標，還是基本可靠的。另外，睡眠手環基本都有運動監測功能，可以指導使用者達到理想的運動量，從而促進對失眠的治療。

所以，如果你正在使用或者準備使用睡眠手環，重點關注的指標應該是總睡眠時間。對於結果中的深睡眠、淺睡眠、快速眼動睡眠等睡眠分期的結果，不必太在意。另外，如果睡眠手環的監測結果讓你感到放鬆、安心，我強烈建議繼續使用。如果睡眠手環加重了你對睡眠的焦慮，那麼就把手環的睡眠監測功能關閉，僅用來監測你的運動數據。

NO.2

行動

上、下、不、動、靜

訓練生物鐘、正念、肌肉和呼吸

- 我們在了解了睡眠的基本常識，
  理清認識誤區之後，
  該如何調理失眠狀況？

- 根據國內外醫學界目前一致推薦的首選治療
  方法 —— 失眠的認知行為治療（CBT-I），
  我們總結出了以行動改善睡眠的「上下不動
  靜」五步療法。

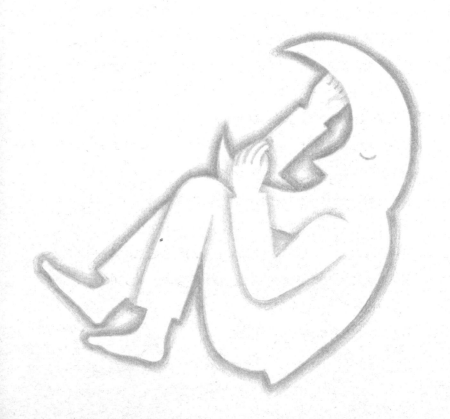

一、抓住睡眠三要素

　　失眠的認知行為治療（CBT-I）主要是通過調整「睡眠三要素」起到治療作用。所謂睡眠三要素，分別是指：睡眠節律、睡眠動力和身心放鬆。

要素一：睡眠節律

　　也可以理解成「生物鐘」。生物鐘是調節人體生活作息的時鐘，存在於大腦的內部。當人體處於不同狀態和階段時，生物鐘會發揮不同作用。例如在工作期間，生物鐘會讓你的頭腦更加清醒；休息期間，生物鐘可以讓你快速放鬆身心達到入睡的效果。

　　生物鐘對人們保持身心健康非常重要。傑佛瑞·霍爾、麥可·羅斯巴希和麥可·楊恩三位科學家就是因為在生物鐘領域做了傑出貢獻，榮獲了 2017 年諾貝爾生理學或醫學獎。

　　生物鐘是可以通過我們自己的努力來改變和培養的。如何培養？我的建議是：通過固定上床、下床時間進行訓練。每日堅持同樣的上、下床時間，久而久之就會形成自己內在的生物鐘。對於失眠患者，比較合適的上床時間為晚上 10：30 左右，下床時間為早上 5：30 左右。不管你的睡眠好壞，不管睡著睡不著，都要堅持這個上、下床時間。

要素二：睡眠動力

　　也稱為睡眠壓力。睡眠動力越大，就越容易進入睡眠。睡眠動力不足，就不容易入睡。睡眠動力主要與連續保持清醒的時間，以及適量運動兩個因素相關。連續保持清醒的時間越長，睡眠動力越大，越容易入睡，睡眠越深。所以，不管晚上睡眠好與壞，白天都不能補覺，也不能午睡，否則會減少睡眠動力，從而導致失眠。同時，也不能賴在床上做與睡眠無關的事，如躺在床上看手機、看電視、看書等。適量運動，也可以增加睡眠動力。建議每日堅持運動，最好是有氧運動，如快走、慢跑、游泳、爬山等。運動盡量在白天進行，睡前 2 小時內應避免運動。

　　「樂眠操」是比較理想的增加睡眠動力的運動方式，推薦失眠患者每日練習。練習方法見後文第四節。

要素三：身心放鬆

　　睡前軀體或心理的緊張，會導致失眠。通過放鬆訓練，可以減少焦慮，從而促進睡眠。放鬆訓練的方法很多，比較常用的是漸進式肌肉放鬆、身體掃描、正念呼吸等方法，統稱為靜心練習。練習方法見後文第五節和第六節。

　　根據以上的睡眠三要素，我與團隊在多年的失眠治療實踐中總結出了一套相對簡化版的行為治療法，幫助失眠者以行動改善睡眠，即「上下不動靜」五步療法（至少需要堅持 3~4 週才有效果）：

→ 上：晚上定點上床

→ 下：早晨定點下床

→ 不：不補覺、不午睡、不賴在床上做與睡眠無關的事情

→ 動：白天有氧運動 1 小時，推薦做「樂眠操」

→ 靜：每天靜心練習 1 小時，如身體掃描，正念呼吸等

二、理想生物鐘不動搖

前面介紹了行動改善睡眠的總體治療策略，即「上下不動靜」五步療法。接下來詳細介紹具體的行為治療方法。首先向讀者介紹「生物鐘」。

老鼠天黑覓食、蜘蛛半夜結網、雄雞拂曉打鳴、牽牛花清晨綻放……自然界所有生物的生命活動都存在節律現象，這就是我們常說的生物鐘。與地球 24 小時的光暗週期保持同步對生物維持健康至關重要。同時，生物鐘也是人們睡和醒的開關，調控著睡眠 —— 覺醒的節律，對睡眠有著非常重要的作用。很多人作息不規律，從而導致生物鐘紊亂，進而出現失眠狀況。

有些失眠者，在失眠之前經常熬夜，晚上不睡早晨不起，節假日經常睡懶覺；而失眠之後，又經常太早上床、早晨賴

床。這些不良的睡眠習慣，都會破壞生物鐘，導致睡和醒的開關失靈，從而使我們晚上睡不著，白天沒精神。

按照中國傳統的說法，人應「子時而息」。子時，也就是晚上 11 點到凌晨 1 點這兩個小時。如果用《易經》來解釋，子時為「復卦」，符號為：

易經中的六十四卦，是由六條橫線，也就是「六爻」表示的。實線（一條長線）表示「陽爻」，虛線（兩條短線）表示「陰爻」。「復卦」的符號中，最下面的「陰爻」變成「陽爻」，表示「一陽生」，是最能讓人得到休息、獲得能量的時間。

而按照現代睡眠科學的研究，人的正常睡眠過程包含兩個不同的時期，分別為：「快速眼動睡眠期（REM 期）」和「非快速眼動睡眠期（NREM 期）」。非快速眼動睡眠期又分為 1 期（N1）、2 期（N2）、3 期（N3）。其中 1 期和 2 期睡眠，被稱為「淺睡眠」。而 3 期睡眠，被稱為「深睡眠」。晚上 11 點到凌晨 1 點是非快速眼動睡眠期的 3 期睡眠，也就是「深睡眠」最多的時間段。

中國傳統的觀點和現代睡眠科學的研究結論竟如此相似，這不得不讓我們歎服於中國古人的智慧。基於以上分析，我們

建議理想的上床時間為晚上 10：30 左右，入睡後正好進入「子時」的「一陽生」，從而獲得最佳的休息效果。

　　幾點下床合適？如果沒有失眠問題，建議「日出而作」，也就是按照日出時間起床。夏天日出早，就早起；冬天日出晚，就晚起。如果有失眠問題，就不能按照日出時間起床了。因為失眠患者睡眠能力不足，如果按照日出時間起床容易導致臥床時間過多或過少，從而加重失眠。因此，建議失眠者臥床時間為 6~7 小時。如果晚上 10：30 上床的話，早晨下床時間應在 4：30~5：30。當然，不同年齡段的人，睡眠需求的時間也不一樣。年輕人睡眠需求多，老年人睡眠需求少。因此，建議 60 歲以上的失眠患者，如果晚上 10：30 上床，那可以早晨 4：30 起床，晚上臥床總時間 6 小時；60 歲以下的失眠患者，晚上臥床總時間為 7 小時，早晨 5：30 起床。

　　很多人擔心：上床後如果需要很長時間才能睡著，而早晨還按照固定的時間起床，會不會睡眠不足？這個擔心可以理解。但是如果不按照固定的時間上床和下床，就無法培養生物鐘，失眠就會持續，這是一個「長痛」的過程。如果按照固定的時間上床和下床，培養起生物鐘，雖然短時間內有睡眠不足的痛苦，但可以換來長遠的睡眠改善，這是一個「短痛」的過程，我們當然要選擇後者！

三、讓床喜歡你

沾床就睡，是很多失眠者的夢想。但是也有失眠者向我反映，有時在沙發上看著電視就睡著了，一上床就又興奮了，翻來覆去睡不著。如何才能做到沾床就睡呢？這需要建立床和睡眠之間的條件反射，並積累足夠的睡眠動力。

建立床和睡眠之間的條件反射

甚麼是條件反射呢？如果某個事物可以誘發出某種生理、心理反應，那麼這個事物就和這種反應建立了條件反射。比如，看到梅子就會分泌口水，「望梅止渴」就是典型的條件反射。如果我們身體沾到床就出現睏意，那麼床和睡眠之間就建立了條件反射，就可以達到沾床就睡的效果。建立床和睡眠之間的條件反射要注意下面三個要點：

1. 不在床上做與睡眠無關的事

經常在床上做與睡眠無關的事，比如躺著看電視、聽音樂、讀書等，就會削弱床和睡眠之間的條件反射。當下，現代人最離不開的一個物品就是手機，如果經常夜裡躺在床上用手機看微信、刷微博、網購、打遊戲，就容易導致失眠。應該讓床回歸最基本的功能 —— 睡覺。

2. 不過早上床

　　很多失眠患者經常過早上床，恨不得吃過晚飯就上床等待睡眠。但睡眠是等不來的，上床越早，失眠反而越重。因此，晚上 10：30 之前盡量不要上床。有些人可能會提出疑問——本來晚上七八點鐘就有了睏意，非要撐過這個時間段再上床，結果睏意消失怎麼辦？這個擔心可以理解。如果七八點鐘有睏意時就上床，可能很快能夠入睡，但導致的問題是早醒。如果凌晨 1~2 點醒了無法繼續入睡，這讓人感覺更加崩潰。晚上七八點鐘有睏意，那是因為之前的生物鐘設定在了這個時間啟動睡眠。當你把睡覺時間往後推遲到 10：30 左右，並堅持一段時間，新的生物鐘就形成了。

　　上床時間也不能太晚。如果晚上 11：00 之後上床，就可能會影響睡眠質量。對經常熬夜的人來說，把上床時間突然提前到晚上 10：30，這時可能沒有睏意。對這種情況，可以採用逐漸提前上床時間的策略，如：每天提前 10 分鐘，逐漸地提到晚上 10：30 上床；也可以直接一次性提前到晚上 10：30 上床，睡不著時做靜心練習，待新的生物鐘形成後，就可以很快入睡了。

3. 睡不著離開床

　　按照固定的時間上床後，如果 20 分鐘內無法入睡，建議離開床，做一些放鬆的事情，如漸進式肌肉放鬆、正念呼吸等（詳見後文第六節），再次有睏意時，再回到床上。

積累足夠的睡眠動力

「睡眠動力」，可以理解為我們的「睏意」。睏意越濃，越容易入睡。積累睡眠動力主要有兩個方法：

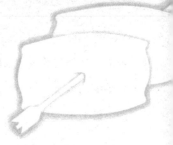

1. 保持足夠長時間的清醒

連續維持清醒的時間越長，睡眠動力越大，就越有睏意。如果早晨 5:30 起床，之後一直不睡，到晚上 10:30 才上床睡覺，那麼就積累了 17 小時的睡眠動力。睡眠動力可以比喻為一根橡皮筋，拉得越長，鬆開時越有彈力，就越容易入睡。為了積累足夠的睡眠動力，失眠患者最好不要午睡。即使晚上沒有睡好，白天也不能補覺。如果午睡或者補覺，就會減少晚上的睡眠動力。

舉例來說：中午 12 點睡午覺，到下午 1 點起床，睡眠動力就從下午 1 點重新開始計算，到晚上 10:30，也就積累了 9.5 小時睡眠動力。9.5 小時的睡眠動力可能無法讓我們很快進入睡眠。因此，我們建議失眠患者不要午睡或補覺。

很多人非常在意午覺，認為必須睡「子午覺」。我在前面介紹過，「子覺」很重要。而對於午覺，我經常拿水果做比喻。沒有糖尿病的人，吃水果有利於健康。沒有失眠的人，睡午覺很有好處。如果有糖尿病，還吃含糖高的水果，血糖就控制不好。如果有失眠問題，還要睡午覺，失眠就會加重。道理就是這麼簡單。

如果有多年的午睡習慣，突然不午睡，下午沒有精神怎麼辦呢？要相信我們的身體有非常好的調節能力。我們可以適應有午睡的生活，也一樣可以適應沒有午睡的日子，慢慢就可以調整過來了。

2. 適量運動

適量運動也可以增加睡眠壓力。但睡覺前 2 小時之內的劇烈運動，會讓神經系統過於興奮，從而加重失眠，這是運動時要特別注意的。運動以有氧運動為好，如：散步、快走、登山、太極拳、瑜伽等，還可以學習我在下一節介紹的「樂眠操」。

四、「樂眠操」的秘密

在我剛剛步入睡眠醫學領域工作時，很多失眠者諮詢我是否可以通過一些運動項目，尤其是中國傳統養生功法改善睡眠。當時我對中國傳統養生功法沒有任何了解，無法回答他們的疑問。但他們的願望引發了我對中國傳統養生功法的興趣，並四處拜訪老師學習，試圖找到一個既能改善睡眠，又簡便易於堅持的方法。

我曾到武當山系統學習太極拳。太極拳博大精深，對於身

心的調理作用非常好。既往也有很多研究證實太極拳對改善焦慮失眠症狀有效果。當我嘗試把太極拳運用到失眠治療中時，遇到的最大問題是患者不容易學會。即便是最簡單的二十四式簡化太極拳，患者也需要學習 1~2 週才能掌握基本的練習套路。

直到 2014 年 4 月底，我遇到孫一乃老師。孫一乃老師是北京修德慈善基金會發起人、北京香廬書院創始人兼院長，對中國傳統文化有深入研究。他向我傳授了中國道家的養生功法「築基功」。這個功法簡單易學，幾分鐘就可以學會。我練習了「築基功」一段時間後，身體發生很多變化，那麼這個功法，能否改善睡眠呢？

我特地邀請了幾位中醫專家召開論證會，就「築基功」能否和失眠療癒結合進行了探討，他們都認可這個功法，並給出了一些改良建議，尤其是把每個動作用中醫的穴位進行命名。在徵得孫一乃老師的同意後，我把改良後的「築基功」命名為「樂眠操」。

專家論證會之後，我在臨床上進行了探索性研究，邀請了 10 位失眠症患者參與。這 10 人當中，年齡最大的 71 歲，最小的 36 歲。其中有一位 55 歲的患者，因為腰椎問題無法堅持練習「樂眠操」而自動退出，其餘 9 位受試者均完成了 4 週的臨床觀察。受試者練習「樂眠操」4 週以後，我對受試者自己記錄的睡眠日記數據進行分析，發現平均夜間總睡眠時間增加了 23 分鐘，平均夜間覺醒次數減少 1 次。這項小樣本的探索性研究結果顯示，「樂眠操」可以改善失眠症狀。除此以外，有 2 個受

試者反映「樂眠操」減輕了他們的頸部疼痛症狀，有 3 個受試者反映「樂眠操」改善了便秘問題，還有一個「白細胞減少症」患者反映「樂眠操」增加了她的白細胞數量。關於「樂眠操」的作用，我們還需要開展更大樣本量的對照性研究。

關於「樂眠操」可能的作用機制，還要從「築基功」說起。我國道家的養生修煉方法，多是從「築基功」練起。這種為身體打基礎的功法，目的是打通「任脈」和「督脈」——這是人體最重要的兩處經脈，「任脈」位於脊柱的前面，「督脈」位於脊柱的後面，傳統醫學上素有「任督二脈通，則百脈皆通，百脈通則百病治癒」的說法。

「樂眠操」主要是通過轉動人頭部以下、腰部以上的軀幹部分，達到鍛煉「任脈」、「督脈」的作用。在練習過程中，因為意念專注於身體的轉動，減少了心中雜念，可以達到「心止一處」的正念狀態，從而起到放鬆和專注的作用。具體練習方法請見下文（可掃下方二維碼收看「樂眠操」教學視頻。）

「樂眠操」練習步驟

1. 預備

著寬鬆衣服，身體直立，腳跟並攏，腳尖分開 30~60 度，平視前方，面帶微笑。

轉動軀幹時，頭部須保持不動。自然呼吸。意念專注於身體的轉動，並默數軀幹轉動次數。身體左右各轉動一次計一次數。練習時如果心中有雜念，則溫和地把意念重新帶回到身體的轉動上。

對於下面每節動作，初學人員先做 50~100 次，如無身體不適，漸增至 200~300 次。

每兩節動作之後，進行放鬆運動。放鬆運動方法為：身體直立，兩腳分開與肩同寬，半蹲狀態，手指並攏，雙臂前後自然擺動，擺動幅度盡可能大，目標次數 100 次。

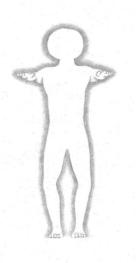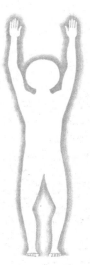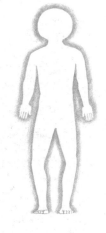

放鬆運動

2. 開始練習

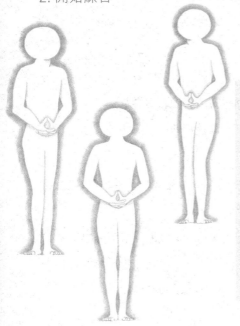

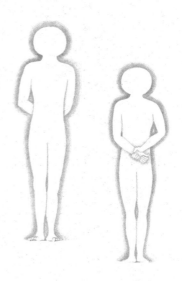

1 氣海

　　氣海穴屬任脈，位於下腹部前正中線上，在臍下 1.5 寸。

　　雙手交叉，拇指相抵置於肚臍處，左右轉動軀幹，頭部保持不動。目標次數 300 次。

2 命門

　　命門穴屬督脈，位於第二、三腰椎棘突間。

　　雙手置於腰後，以一手握另一手腕，左右轉動軀幹，頭部保持不動。目標次數 300 次。

　　放鬆運動 100 次。

3 大椎

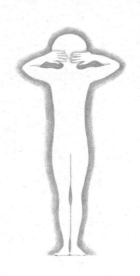

大椎穴屬督脈，位於後背正中線上，第七頸椎棘突下凹陷中。

雙手手指並攏伸直，置於頸後，掌心朝前，手不要接觸到頭頸部，左右轉動軀幹，頭部保持不動。目標次數 200 次。

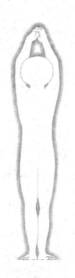

4 百會

百會穴屬督脈，位於後髮際正中上 7 寸，兩耳尖直上頭頂正中。

雙手交叉，置於頭頂，雙臂盡量伸直，左右轉動軀幹，頭部保持不動。目標次數 200 次。

放鬆運動 100 次。

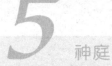

5

神庭

　　神庭穴屬督脈，位於前髮際正中直上 0.5 寸。

　　雙手手指並攏，舉於身體兩側，掌心朝前，左右轉動軀幹，頭部保持不動。目標次數 300 次。

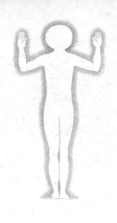

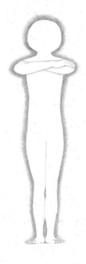

6

膻中

　　膻中穴屬任脈，位於胸部前正中線上，兩乳頭連線之中點。

　　雙臂交叉抱於胸前，左右轉動軀幹，頭部保持不動。目標次數 300 次。

　　放鬆運動 100 次。

3. 補充說明

　　做「樂眠操」時，軀幹轉動幅度盡可能大，循序漸進增加轉動幅度和次數，做完整套動作需要 50 分鐘左右；練習初期關節異響屬正常現象，練習中如有明顯身體不適，需諮詢醫生能否繼續練習；頭部須保持不動，不能隨軀幹轉動而轉動，否則容易出現頭暈現象。

五、身體喜歡被「掃描」

「行動」部分介紹的這些行為治療方法，起效一般比較慢，大約需要堅持 3~4 週才能有效果。但是有一個行為治療方法，起效可能比較快，甚至是立竿見影。這個方法就是「身體掃描」。「身體掃描」是正念練習的一個重要方法，最早由美國正念減壓創始人喬·卡巴金博士提出。

我在 2014 年參加了正念培訓，當時練習「身體掃描」時，沒練幾分鐘就睡著了。後來，當我成為一名正念培訓師帶領正念團體時，發現人約有 60% 的初學者在練習「身體掃描」時會進入睡眠。可以說「身體掃描」是非常好的「催眠練習」。

「身體掃描」主要用來培育我們對身體的覺知力，從而放鬆我們的身心，起到很好的助眠效果。失眠者，晚上上床後可以常規地進行「身體掃描」練習。如果臥床後入睡困難或者睡眠中間醒來再次入睡困難，都可以嘗試進行「身體掃描」練習。練習方法非常簡單，就是讓自己的心像掃描儀一樣，從腳到頭把身體的每個部位都掃描一遍。具體練習方法如下：

* 請躺在床上或者厚地毯上。

* 閉上雙眼或者眼睛微閉，雙手置於身體兩側，兩腳自然分開。

* 現在請注意身體的感覺，你躺在那裡，身體整體正在被甚麼東西支撐著。你的目的是覺知身體的每一個部分，了解已經存在的身體感受。所以我們的目標不是為了達到某個特定的狀態，而是感知已經存在的東西。因此，放棄刻意追求某種狀態的想法，也不要企圖判斷自己身體的某種狀況，只需從容地像掃描儀一樣掃描身體的每一個部位。當出現走神的時候，把意念帶回來。

* 現在選定一個時機，把注意力引導到呼吸上面，覺知腹壁在吸氣時的膨起和呼氣時的下陷（有人可能相反，腹壁在吸氣時下陷、呼氣時膨起，這也是正常的）。

* 像這樣覺知幾次呼吸以後，把注意力向下移動到你的雙腳。隨著注意力的轉移，覺知兩腳的感覺，包括腳趾處、腳掌處、腳踝、腳背處。注意這些部位有甚麼感覺，如果沒有甚麼特別的感覺，就保持這種空白狀態。如果感覺很細微，那麼注意到它即可。這就是當下的體驗，不要試圖感受更多的東西，只要將注意力集中在這裡即可。

* 現在做一次深呼吸，在呼氣的時候放下腳部的覺知，讓它消融在意識之中。然後把注意力轉移到腳踝，這個部位有甚麼感覺？做一次深呼吸，在呼氣的時候放下腳踝處的覺知。

* 將注意力轉移到小腿，在這停留一會兒，注意小腿被你躺

著的地方所支撐的感覺，充分感覺皮膚表面和小腿內部產
生的所有覺知。做一次深呼吸，呼氣的時候放下小腿處的
覺知。

* 注意力轉移到膝蓋，覺知這裡當下的感覺。做一次深呼吸，
呼氣的時候放下膝蓋處的覺知。

* 注意力轉移到大腿。你在這裡察覺到甚麼，也許是衣物與
皮膚表面接觸的感覺，也許是沉重或者輕盈，也許是脈搏跳
動、震動等感受。在吸的時候將空氣流動到身體，一直
流動到腿部，然後到腳部，呼氣的時候想像空氣從腳部向上
流動，一直流出身體，這樣吸氣的時候你就會體驗空氣充滿
腿部、呼氣時腿部空下來的感覺。如果你願意，在接下來
的幾次呼吸中繼續體驗這種覺知。

* 現在做一次深呼吸，呼氣的時候放下腿部的覺知，讓覺知
消融在意識之中，然後將注意力轉移到臀部和骨盆，右臀、
左臀，接著是整個骨盆和該區域的所有器官，也可以想像一
下空氣隨著呼吸流動到該區域的樣子。然後做一次深呼吸，
呼氣的時候放下臀部和骨盆的覺知。

* 將注意力轉移到後背，從下背部開始，然後隨著吸氣將感覺
區域擴展至整個中段，接著到上背部，直到注意力覺知到整
個背部為止。做一次深呼吸，呼氣的時候放下背部的覺知。

* 注意力轉移到身體前部，首先是小腹，看看這裡有甚麼感
受，然後注意力擴展到整個區域。

* 隨著呼吸的變化，你可能陷入分神，進入到思考、擔憂的狀
態，也許會感到厭倦、無聊或焦躁，有時它們非常容易令你

分心。出現這類情況時請注意，這並不是做得不對，一切都很正常，你只需注意到此刻的感覺和令你分神的因素即可，接納它們的存在，或許可以觀察一下它們是如何影響你身心的，然後不要評判自己是否做得正確，把注意力帶回到需要覺知的地方就可以了。

* 現在應該是覺知小腹。做一次深呼吸，呼氣時放下腹部的覺知。

* 注意力轉移到胸部，覺知這個區域的感覺。然後呼氣，同時放下胸部的覺知，把注意力轉移到雙手和雙臂，在這停留一會兒。

* 現在做一次深呼吸，呼氣的時候放下雙手和雙臂的覺知，注意力轉移到雙肩和頸部，這個區域有甚麼感受？無論有甚麼感覺，都要覺知並接納它們。

* 做一次深呼吸，呼氣的時候放下雙肩和頸部的覺知。注意力轉移到頭部和面部，從下巴到嘴唇，到鼻孔到鼻子表面，到雙頰、到臉部兩側和兩耳，到眼睛、眼瞼、眉弓、眉毛之間，到前額、前額兩側，到頭皮、頭頂，現在想像吸入的氣流可以充滿整個頭部。

* 隨著每次呼吸進行，舊空氣排出，新的空氣填滿整個空間。你躺在那裡，想像呼吸的氣流充滿整整個身體，把空氣吸入全身然後呼出。現在放下呼吸的覺知，只是躺在那裡，讓身體保持現在的狀態，身體有一種回家的感覺，保持身心的完整，在覺知中休息……

背景知識

正念治療

正念（mindfulness）治療是近年來發展比較迅速的心理治療方法。美國麻省大學喬·卡巴金教授是正念治療的鼻祖，他對正念的定義是：「時時刻刻不帶評價的覺察」。正念治療的核心首先是覺察；其次是不評價，也就是接納。正念治療的練習方法主要包括：正念呼吸、身體掃描、思維覺知、情緒覺知、正念運動、正念進食等。所有這些練習方法，都是訓練人們對自己身心狀態的覺知力。覺知以後，不對身心狀態進行評價，而是保持接納，就可以使病痛減輕甚至消失。大量研究證實：正念治療對於失眠、焦慮、抑鬱、軀體疼痛、高血壓等心身疾病都有很好的療效。

六、肌肉放鬆＋正念呼吸

唐朝名醫孫思邈，在他所著的《千金要方》中提出了「能息心，自瞑目」的睡眠理論。南宋理學家蔡元定在《睡訣銘》中也指出「先睡心，後睡眼」。南宋理學家朱熹常苦於失眠，看了「先睡心，後睡眼」的理論後，深得其法，睡眠得到改善。甚麼

是睡心呢？睡心就是讓我們內心清靜，沒有雜念，身心放鬆，自然就可以入睡了。上床後如果思慮過度，心情煩躁，輾轉反側無法入睡，可以進行漸進式肌肉放鬆、正念呼吸等練習，達到「睡心」的目的。

漸進式肌肉放鬆

練習方法如下：

* 坐在舒適的椅子上，調整到最舒服的姿勢；
* 閉眼，然後深吸氣，緩慢呼氣；
* 緩慢呼氣時，感受雙肩下沉，肩部肌肉放鬆；
* 繼續深吸氣，然後緩慢呼氣，感受肩膀下沉、放鬆的同時，感受肌肉放鬆逐漸擴展到上肢、指尖、軀幹、下肢、腳趾等部位；
* 繼續深吸氣，緩慢呼氣，感受肩膀、軀幹、四肢的肌肉放鬆，頸部和頭部也同時得到放鬆；
* 繼續這樣的深呼吸，緩慢呼氣時感受全身肌肉的放鬆。等到全身放鬆、心情平靜後，再上床嘗試入睡。

正念呼吸

正念呼吸是通過對呼吸的關注，減少腦子裡的雜念，緩解焦慮，從而使內心清淨、放鬆，促進睡眠。

練習方法如下：

1. 坐姿

* 盤腿而坐：盤腿的方式有雙盤（兩隻腳均置於對側大腿上）、單盤（一隻腳置於對側大腿上、另一隻腳置於對側大腿下）、散盤（雙腿交叉，雙腳均不置於大腿上）等，任何盤腿方式都可以。腿腳需覆蓋衣物等以保暖。臀下墊一 6~8 厘米厚的硬墊。坐的地方不能太軟。如果實在無法盤腿而坐，也可以坐於椅子上，但應避免瞌睡時摔倒。坐在椅子的前三分之一，不要依靠椅背，雙腿自然下垂，雙腳與肩同寬，平放到地面上；

* 雙手疊放（建議右手在上），掌心朝上，拇指相抵，置於丹田（「丹田」是中醫的說法，大約位於肚臍下 4 個橫指的地方）；

* 身體保持正直；

* 雙肩放平、放鬆；

* 舌尖輕抵上顎（上牙根後），嘴唇輕輕閉合；

* 眼睛微閉或全閉，觀看鼻尖方向；

* 頭頸保持正直，微收下頜。

2. 要點

* 用鼻呼吸，勿用嘴呼吸；

* 腹式呼吸（呼吸時腹部有起伏），並盡可能讓氣流往下沉（氣沉丹田）；

* 呼吸盡可能緩慢；

* 意念專注於呼吸。對於失眠者，建議意念專注於呼吸時下腹部的起伏（意守丹田），促進「心腎相交」，從而改善睡眠。走神時，溫和地用呼吸把意念拉回來，不要自責，因為發現走神就是進步；

* 面部保持微笑，並盡可能讓內心喜悅；

* 練習中如果看到、聽到、感受到一些異常現象，不去關注，並告訴自己這些異常現象都是虛幻的。謹記正念呼吸練習最主要的任務是專注於呼吸；

* 練習結束時，搓手並以掌心捂眼，拍打腿腳以緩解盤腿所致的疼、麻感。腿腳疼、麻感減輕或消失後再站起。站起時應緩慢，以避免突然改變體位導致頭暈、眼花，謹防摔傷。

3. 練習時間

* 只要環境安靜，任何時間都可以做正念呼吸練習；

* 每次正念呼吸練習時間以 45~60 分鐘為佳。盤腿初期，因為腿腳疼、麻等原因而無法堅持很長時間，可以循序漸進增加正念呼吸練習時間；

* 對於失眠患者，睡前進行 30~45 分鐘正念呼吸練習，有利於身心放鬆，從而促進睡眠。上床後 20 分鐘無法入睡，或者睡眠中間醒來後 20 分鐘內不能再次入睡，均可以離開床進行 30~45 分鐘正念呼吸練習，然後再重新上床嘗試入睡。如果仍然無法入睡，可以繼續進行正念呼吸練習，如此反覆。

正念呼吸引導語

　　讀者可以按自己感覺舒服的節奏錄製好，在練習時播放。以下為練習引導語全文：

　　　　請以舒適而警醒的姿勢坐著。警醒，就是在正式的正念呼吸練習中，要保持清醒覺察，而不是睡覺。如果周圍的環境允許，而你也感覺舒適的話，可以微微地閉上眼睛。

　　　　留意一下此刻身體的狀態，然後把注意力放在腹部 —— 你也可以把一隻手或兩隻手安放在腹部。感覺氣息出入身體時腹部的變化。在吸氣的時候，感覺腹部微微地膨隆、擴張；在呼氣的時候，感覺腹部輕輕地回落、放鬆。

　　　　吸氣，呼氣。在吸氣的時候，知道自己是在吸氣；在呼氣的時候，知道自己是在呼氣。你不需要刻意去調整呼吸的頻率和深淺，只是跟隨自然的呼吸節律即可。

　　　　吸氣，呼氣。同時也留意到呼吸轉換之間的那個短暫停頓。將注意力安放在那個短暫靜頓中，保持呼吸。吸氣，轉換，呼氣，轉換，吸氣，感覺呼吸的波浪。

　　　　此刻你的注意力在哪裡？如果它已經從呼吸上漂移走了的話，確認一下注意力去了哪裡，可以做個標識，譬如「念頭，念頭」，或者「情緒，情緒」，或者「疼痛，疼痛」，不用責備自己，因為這就是時常會發生的事情。接著溫和而堅定地把注意力重新帶回到呼吸上，帶回到呼吸給腹部帶來的感覺上。

注意力游移一次，就把它帶回來一次。游移一百次，就帶回來一百次。游移一千次，就帶回來一千次。如此，就好像在鍛煉我們注意力的肌肉。而每一次游移，就是一次鍛煉的機會。

繼續覺察呼吸，跟隨呼吸的自然節律，吸氣，呼氣，覺察腹部跟隨氣息進出時的自然起伏。繼續把注意力安住在呼吸中。放下所有期待，全然感受生命就在這一吸一呼之間展開。

背景知識

名醫孫思邈

孫思邈（581—682），唐代醫學家，京兆華原（今陝西銅川）人，自幼學醫，通曉百家學術和佛典。其撰寫的《千金要方》、《千金翼方》，對數百種疾病展開論述，並提供近萬帖方劑，是中國最早的臨床百科全書。

理學家蔡元定

蔡元定（1135—1198），字季通，建陽（今福建）人，朱熹弟子，南宋律學家，理學家。著有《律呂新書》、《洪範解》等書。

七、呼與吸不簡單

　　前面介紹的正念呼吸練習，重點是專注在呼吸上。呼吸對於生命至關重要，正可謂：人生只在呼吸之間！睡眠，是生命的一個基本功能，其實也在呼吸之間。掌握了正確的呼吸方法，也就掌握了睡眠的訣竅。

專注呼吸

　　失眠者上床後經常浮想聯翩，腦子像過電影一樣，肯定是無法入睡的。如果我們能夠在正念呼吸練習時專注在呼吸上，就可以減少雜念，放鬆身心，也就容易入睡了。呼吸好比是一個木樁，用來拴住我們的注意力。人剛開始做正念呼吸練習時，注意力往往不能集中在呼吸上，經常游移。若注意力游移一次，就把它帶回來一次。游移一百次，就帶回來一百次。游移一千次，就帶回來一千次。如此，就好像在鍛煉我們注意力的肌肉。而每一次的游移，就是一次鍛煉機會。通過反覆訓練，我們就可以在正念呼吸練習時專注在呼吸上了。

數呼吸

　　數呼吸可以提高我們對呼吸的專注。有非常多數呼吸的方法。可以連續數呼吸，可以 1~10 數呼吸。連續數呼吸，就是從「1」一直往下數，一吸一呼數一下，一直數到正念呼吸練習

結束。如果中間忘記了剛才數的次數，則重新由「1」開始數。連續數呼吸更多的是鍛煉專注力。

1~10 數呼吸，是從「1」數到「10」，然後再回到「1」重新開始，如此反覆。一吸一呼數一下。吸氣時數數，可以讓人清醒、獲得能量。呼氣時數數，可人讓人放鬆、促進入睡。所以早晨做正念呼吸練習時，為了保持清醒，建議數「吸氣」次數。睡前做正念呼吸練習，為了促進入睡，建議數「呼氣」次數。

呼吸深度

做正念呼吸練習時建議使用深呼吸的方法。吸氣時吸得越深越好，最好能「氣沉丹田」。「丹田」是中醫的說法，大約位於肚臍下 4 個橫指的地方。按照中醫的理論，很多失眠是因為「心腎不交」所致。「心」在上面，「腎」在下面。我們吸氣如果吸得深，「心」就可以隨著吸氣下沉，與下面的「腎」相交，也就有睏意了。通過長時間的深呼吸訓練，很多人深吸氣時甚至可以吸到「腳底」，那效果就更好了。當然，這需要很長時間的練習才可以達到。正念呼吸練習初期，還是建議採用自然呼吸的方法。待熟練掌握正念呼吸練習方法以後，再逐漸增加吸氣的深度。

呼吸頻率

呼吸頻率和神經興奮性密切相關。我們人體有兩套神經系統，其中讓人興奮、緊張的稱為「交感神經系統」；讓人放鬆、

平靜的稱為「副交感神經系統」。呼吸頻率快，可以激活交感神經，讓人興奮、緊張；呼吸頻率慢，可以激活副交感神經，讓人放鬆、平靜，容易進入睡眠。因此，為了達到放鬆、平靜的狀態，我們要降低呼吸頻率。如何降低呼吸頻率呢？可以通過「止息」練習。

所謂「止息」，是指在吸氣結束時屏住呼吸，屏一會兒再呼氣，呼氣後也要屏住呼吸，屏一會兒再吸氣。吸氣末和呼氣末的屏住呼吸，就是「止息」。「止息」要循序漸進地練習，可以嘗試從止息 3~5 秒開始練習，逐漸增加止息時間。通過增加止息，呼吸頻率自然就降低了。正常成年人安靜時每分鐘的呼吸次數是 16~20 次。而烏龜的呼吸頻率是每分鐘 2~8 次。通過止息練習，人們很容易就把呼吸頻率降低到烏龜的呼吸頻率，也就是「龜吸」，這不僅可以改善睡眠，或許還可以延年益壽。

呼和吸之間

吸氣和呼氣轉換的中間，有個停頓、空隙。這個呼和吸之間的停頓、空隙被稱之為「息」！吸和呼之間的「息」，是一種靜默的狀態，沒有別的念頭，被稱為「無念」。我們慢慢地逐漸延長這個「息」，就可以讓自己更多地處在一種無念或者寂靜的狀態，內心就更容易感覺清淨、放鬆，睡眠也會變好。

NO.3

藥物

如何選擇，如何戒除？

5 大類 17 種主流藥物全解析

- 必要的時候，我們可以求助於藥物助眠。

- 1904 年，世界上第一個商品化的、
  有鎮靜催眠作用的巴比妥類藥物上市，
  催眠類藥物正式走進了現代人類的生活，
  既帶來福音，也伴隨著風險。

- 如何認知這些魔力巨大的神秘藥片？

- 關於它們的種類、功能、使用方法、
  注意事項……給你一份權威名錄與解析。

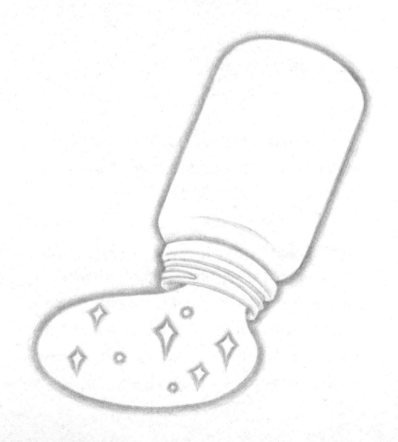

重要聲明

本節涉及的所有藥物內容，均不涉及任何商業目的和宣傳，僅供讀者增進了解、作為參考，不可替代專業醫師處方。不同助眠藥物都有各自的適應證和副反應，患者千萬不可自行服藥，一定要在專業醫生的指導下，依據處方選藥服藥。本節為作者依據中國內地情況撰寫，本地讀者請以本地合資格專科註冊醫生及註冊藥劑師之意見及處方為準。

一、要不要吃？

對於助眠藥物，失眠者真是既愛又恨。愛它的療效，恨它的副反應和成癮性，對此非常糾結。那麼，失眠以後到底要不要使用助眠藥物呢？這要因人而定。

偶爾的失眠者

偶爾的失眠者是指失眠次數較少的人，即每週失眠次數不超過 2 次。對於這類人群，不建議使用助眠藥物，通過前面介紹的行為治療方法即可調整。但是如果因為重要事情失眠，而且第二天必須保證工作或學習效率，那麼可以臨時使用助眠藥物。比如有些學生在高考之前，因為過度緊張無法入睡，第二

天又要參加非常重要的考試，這時就可以臨時使用短效的助眠藥物，如唑吡坦、佐匹克隆等。

長期的失眠者

長期失眠者是指失眠次數較多、持續時間較長的人。如果每週失眠次數超過 3 次，持續 3 個月及以上的時間，就屬於長期失眠者。對這類人群，建議使用助眠藥物，快速改善睡眠狀況，同時合併使用前面介紹的行為治療法。

助眠藥物往往起效比較快，可以達到立竿見影的效果。但常言道「是藥三分毒」，而且很多助眠藥物有成癮性，因此不能長期服用。一般建議助眠藥物使用時間不超過 4 週。所以在開始使用助眠藥物的時候，一定要結合失眠的行為治療，而且要嚴格執行「上下不動靜」五步治療策略。待行為治療起效後，逐漸減少助眠藥物直至停藥，只有這樣才能在 4 週內漸停助眠藥物。

有些失眠者剛開始使用助眠藥物時，效果很好，甚至一覺可以睡到上午九、十點鐘，有的中午還能繼續睡個午覺。這些患者睡眠改善後，卻忘記了做行為治療，沒有嚴格按照「上下不動靜」的要求按時下床、不午睡，有點「樂不思蜀」的樣子。豈不知好景不長，隨著藥物耐受性的增加，助眠藥物的效果會越來越弱。如果沒有配合行為治療，失眠者又會再次陷入失眠困境，或者因為增加助眠藥物的劑量導致藥物成癮。因此，我建議失眠者在買助眠藥的那一天，一定要同時買一個鬧鐘。用鬧鐘提醒自己嚴格執行「上下不動靜」五步治療。

<u>失眠療癒者的偶爾失眠</u>

　　長期的失眠者治癒以後，一般不再需要服用助眠藥物，但要一直堅持失眠的行為治療以維持睡眠的穩定。但在一些特殊情況下，如出國倒時差，失眠可能會偶爾再次出現。對於這種情況，我建議失眠者可以臨時服用助眠藥物，幫助自己盡快恢復正常睡眠節律，避免生物鐘的進一步紊亂。睡眠穩定後，可以很快停藥，繼續堅持失眠的行為治療即可。

二、如何分類？

　　助眠藥物的種類非常多，可以粗略分為兩大類，即：鎮靜催眠藥和有鎮靜作用的其他類藥物。

<u>鎮靜催眠藥</u>

　　鎮靜催眠藥，也就是俗稱的「安眠藥」，主要有兩類，即：苯二氮䓬類鎮靜催眠藥、非苯二氮䓬類鎮靜催眠藥。

(1) 苯二氮䓬類鎮靜催眠藥

　　又稱為「安定」類鎮靜催眠藥，主要有：咪達唑侖、勞拉西泮、奧沙西泮、艾司唑侖、阿普唑侖、地西泮、氯硝西泮等。

(2) 非苯二氮䓬類鎮靜催眠藥

也稱為新型鎮靜催眠藥，主要有：唑吡坦、扎來普隆、佐匹克隆及右佐匹克隆等。

有鎮靜作用的其他類藥物

很多藥物不屬於上述兩類「安眠藥」，但又有鎮靜催眠作用，故可以用來治療失眠。主要有以下幾種：

(1) 褪黑素受體激動劑

內源性褪黑素是人腦松果體分泌的神經遞質，主要調節晝夜生物節律。外源性褪黑素對於改善睡眠的效果不肯定。但褪黑素受體激動劑，如雷美替胺，已經被美國食品藥品監督管理局批准用於失眠的治療。該藥在中國內地還處於臨床試驗中。

(2) 抗抑鬱藥

除了少數幾種抗抑鬱藥，大部分抗抑鬱藥沒有鎮靜催眠作

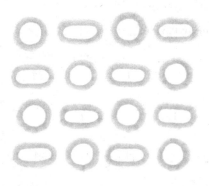

用。常見的有鎮靜催眠作用的抗抑鬱藥有米氮平、曲唑酮、氟伏沙明、多塞平等。

（3）抗精神病藥

大部分抗精神病藥都有鎮靜作用，如奧氮平、喹硫平、利培酮、氯氮平、氯丙嗪、奮乃靜、氟哌啶醇等。

（4）抗過敏藥

很多抗過敏藥都有鎮靜作用，如苯海拉明、氯苯吡胺、異丙嗪、西替利嗪等。

（5）其他類藥物

如食慾素受體拮抗劑（蘇沃雷生，該藥目前在中國內地還處於臨床試驗中）、某些中草藥等。

三、藥的歷史

大概從人類存在起就有了失眠，然而人真正創造出可與失眠對抗的現代意義上的藥物，卻是這一百多年間的事。了解它們的過去，有助於掌控它的現在。

第一代鎮靜催眠藥

巴比妥類藥物是第一代鎮靜催眠藥。早在 1864 年人們已人工合成巴比妥類藥物，但到 1903 年才發現它具有鎮靜催眠作用。1904 年第一個商品化的巴比妥類藥物——巴比妥上市。1912 年長效巴比妥類藥物——苯巴比妥上市。因為這類藥物的副反應太多，目前已經很少用來治療失眠。

第二代鎮靜催眠藥

苯二氮䓬類藥物是第二代鎮靜催眠藥。1960 年第一個苯二氮䓬類鎮靜催眠藥——氯氮䓬投入臨床使用，之後不久第二個苯二氮䓬類鎮靜催眠藥　　地西泮於 1963 年投入臨床使用。在這之後，越來越多的苯二氮䓬類鎮靜催眠藥相繼問世。到目前為止，苯二氮䓬類藥物是全球使用量最多的鎮靜催眠藥。

這類藥物除了具有鎮靜催眠作用以外，還有鬆弛肌肉的作用。因此，使用該類藥物時會有腿軟、無力的副反應。老年人使用時，尤其要預防摔傷。同時，該類藥物有一定的成癮性，長期大量服用會導致藥物依賴。

第三代鎮靜催眠藥

為了減少鎮靜催眠藥的肌肉鬆弛、成癮等副反應，20 世紀 80 年代第三代鎮靜催眠藥問世，即非苯二氮䓬類鎮靜催眠藥。1987 年佐匹克隆上市，1988 年唑吡坦上市，1999 年扎來普隆上市。在佐匹克隆的基礎上，2005 年右佐匹克隆上市。

因為這些藥物的英文名稱均以字母「Z」開頭，所以也被稱為「Z類藥」。這類藥物療效肯定，沒有肌肉鬆弛等副反應，成癮性明顯低於苯二氮䓬類藥物，越來越多地被臨床使用。

四、選擇順序

面對非常多的助眠藥物，失眠患者該如何選擇？根據美國睡眠醫學會的建議，結合中國睡眠醫學專家的共識，推薦按照以下的順序選擇助眠藥物。排位越靠前者，越是優先選擇。

1. 非苯二氮䓬類鎮靜催眠藥

這類藥物起效快，療效肯定，副反應較少，尤其是沒有肌肉鬆弛的副反應，不影響第二天的認知功能，成癮性較低。因此作為首先推薦的藥物。

代表藥物：唑吡坦、扎來普隆、佐匹克隆及右佐匹克隆等。

2. 苯二氮䓬類鎮靜催眠藥

這類藥物療效肯定，尤其是對伴有明顯焦慮表現的失眠患者，效果更好。但是這類藥物有肌肉鬆弛作用，容易導致腿軟、無力，使用時應謹防摔倒。同時，這類藥物大多數作用時

間偏長，第二天起床後常有睏倦、注意力不集中等殘留藥理效應。長期服用容易出現藥物成癮。

代表藥物：勞拉西泮、奧沙西泮、艾司唑侖、阿普唑侖、地西泮、氯硝西泮等。

3. 褪黑素受體激動劑

人腦松果體分泌的褪黑素是調節晝夜生物節律的神經遞質。褪黑素受體激動劑，模擬了人體內源性褪黑素的作用，可以很好地促進入睡。該類藥物副反應小，沒有成癮性，停藥時沒有失眠反彈和戒斷反應，但藥效比鎮靜催眠藥偏低。

代表藥物：雷美替胺（國內尚無此藥）、阿戈美拉汀等。

4. 有鎮靜催眠作用的抗抑鬱藥

有鎮靜催眠作用的抗抑鬱藥沒有成癮性，鎮靜催眠效果強，但是副反應較多。比較常見的副反應有過度鎮靜、頭暈、便秘、體重增加等。因此，對於單純性失眠者而言，不作為優先推薦。但對於合併焦慮、抑鬱的失眠患者來說，可以作為首先推薦的藥物。

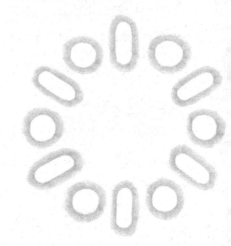

代表藥物：米氮平、曲唑酮、氟伏沙明、多塞平等。

5. 非苯二氮䓬類 / 苯二氮䓬類鎮靜催眠藥＋有鎮靜催眠作用的抗抑鬱藥

對於前四類藥物單獨治療效果不好的失眠者，推薦聯合兩種藥物治療。如：非苯二氮䓬類藥物＋有鎮靜催眠作用的抗抑鬱藥；或者苯二氮䓬類鎮靜催眠藥＋有鎮靜催眠作用的抗抑鬱藥。聯合藥物治療時，需密切觀察藥物副反應。

6. 抗精神病藥

抗精神病藥大多都有極強的鎮靜催眠作用，可以用來治療頑固性失眠。但是，該類藥物副反應大，不作為失眠的常規用藥。常見的副反應有：過度鎮靜、身體僵硬、吞嚥困難、體重增加、血糖血脂升高、便秘、流口水、肌張力障礙、遲發性運動障礙等。這類藥物因為具有極強的鎮靜催眠作用，有時被江湖遊醫磨碎製成「祖傳秘方」賣給失眠者。這要引起失眠者的重視，不要服用成份不明的藥物。

代表藥物：奧氮平、喹硫平、利培酮、氯氮平、氯丙嗪、奮乃靜、氟哌啶醇等。

7. 其他類藥物

抗過敏藥，如苯海拉明、氯苯吡胺、西替利嗪等，具有一定的鎮靜催眠效果。但因為療效不肯定，因此並不推薦使用。

巴比妥類藥，如巴比妥、苯巴比妥，因為副反應太多，目前已經不再推薦使用。

中藥／中成藥，因為需要具體辨證施治，所以沒有被放入到這個順序清單裡面。

五、對症下藥

失眠有各種不同表現，如入睡困難、睡眠維持困難、早醒、對睡眠質量不滿意等，要根據不同的失眠表現，選擇相應特點的助眠藥物。

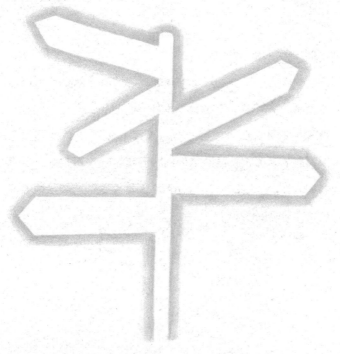

1. 入睡困難

　　這類失眠者，可以選擇起效快的助眠藥物進行治療。助眠藥物半衰期越短，往往起效越快，可以很好地促進入睡。代表藥物為：唑吡坦、扎來普隆、佐匹克隆、右佐匹克隆、咪達唑侖、雷美替胺等。

2. 睡眠維持困難或早醒

　　這類失眠者，可以選擇作用時間長的助眠藥物進行治療。助眠藥物半衰期越長，作用時間就越長，可以更好地維持睡眠，減少早醒。代表藥物為：艾司唑侖、阿普唑侖、地西泮、氯硝西泮等。

3. 不滿睡眠質量

　　這類失眠者，可以選擇增加深睡眠的助眠藥物進行治療。代表藥物為：米氮平、曲唑酮、多塞平等。

　　還有一部分失眠者，總感覺自己沒有睡著或者沒有深睡眠，而客觀的多導睡眠監測結果則顯示其睡眠質量很好。這類患者屬於「主觀性失眠」，可以使用小劑量奧氮平、利培酮等抗精神病藥改善睡眠感受。

六、預防成癮

　　鎮靜催眠藥都有一定的成癮性，如果使用不當，就會導致鎮靜催眠藥成癮，治療起來相當困難。

　　具體甚麼是鎮靜催眠藥成癮呢？主要表現為：對鎮靜催眠藥的心理渴求；使用原來的藥物劑量無法達到預期效果並因此逐漸增加藥物劑量；停止或者減少鎮靜催眠藥使用時出現失眠反覆、心慌、出汗、手抖、煩躁等戒斷症狀。

　　我曾經診治過一個鎮靜催眠藥成癮的患者，每天晚上要服用 105 片地西泮才能入睡。地西泮是非常強的鎮靜催眠藥，一般人服用 10 片，就可能昏迷不醒。而這位成癮的患者，每天晚上要服用一百多片，可見鎮靜催眠藥成癮是多麼恐怖。這位患者住院治療 2 個多月，才完全戒掉了鎮靜催眠藥。

　　預防鎮靜催眠藥成癮，掌握如下鎮靜催眠藥的基本使用原則非常重要：

1. 短期

　　短期服用鎮靜催眠藥，一般不會出現成癮。但如果長期服用，成癮性就會增加。所謂的短期使用，是指盡量不要連續使用鎮靜催眠藥超過 4 個星期。

2. 小量

鎮靜催眠藥使用劑量越大，成癮風險就越高。所以盡可能使用最小劑量來改善睡眠，盡量不要超過鎮靜催眠藥使用劑量的上限。如果出現療效下降，建議換別的作用機制的藥物。

3. 間斷

連續服用鎮靜催眠藥導致成癮的風險明顯高於間斷服用。因此盡量不要每天都服藥。建議先嘗試自行入睡，實在無法入睡，再考慮使用鎮靜催眠藥。而不是睡前常規服藥。如果實在離不開鎮靜催眠藥，建議使用「週末斷藥」的方法，即工作日為了保證睡眠時間和質量，服用鎮靜催眠藥；週末休息時間因為無重要日程而不用鎮靜催眠藥。

4. 按需

長期失眠患者睡眠情況改善後，如果偶爾再次出現失眠，比如遇到重大事件、倒時差等情況而出現失眠，可以臨時使用鎮靜催眠藥幫助入睡，以免因為一次失眠而導致病情惡化。

只要掌握了上述四個基本原則，就可以預防鎮靜催眠藥成癮。

七、如何停藥？

　　長期使用助眠藥物，會導致軀體或心理的損害，嚴重者會出現藥物成癮。因此必要時應盡可能地按照以下法則，停掉助眠藥物。

1. 嚴格堅持失眠的行為治療

　　失眠的行為治療，是國內外失眠治療指南推薦的一線治療方法，療效確切，沒有不良反應。嚴格堅持失眠的行為治療方法 3~4 週，就可能恢復自主的睡眠，為減少助眠藥物奠定基礎。因為系統的失眠的行為治療比較複雜，不易掌握，所以推薦失眠者做簡化版的行為治療，即「上下不動靜」五步療法。具體說明請見「行動」部分的「抓住睡眠三要素」一文。

2. 減藥時機

　　嚴格堅持失眠的行為治療 3~4 週，睡眠改善後就可以逐漸減少安眠藥用量。如果沒有嚴格堅持，可能就達不到預期效果。「上下不動靜」五步療法中，最難做到的可能是早晨按時下床。很多人捨不得早點下床，非要躺到七八點才起，結果失眠久治不癒。所謂「捨得」，有捨才有得。是時候為了長久良好的睡眠，捨去早晨的賴床了。

3. 逐漸減少劑量

突然停止助眠藥物，往往導致失眠反彈。所以，應逐漸減少藥物劑量。如何操作呢？可以採用「五三五一法」，即：

嚴格堅持「上下不動靜」五步療法三週，開始減少助眠藥物；每次減少助眠藥物總量的五分之一；一週減少一次，直至停藥。

4. 接納減藥過程中的睡眠波動

減藥過程中可能會有睡眠波動，這是正常現象。只要嚴格堅持「上下不動靜」五步療法，一般 3~4 天就可以恢復正常。一旦減少助眠藥物，即使有失眠反彈，也盡量不要再把助眠藥物劑量加回來。

5. 停藥後堅持失眠行為治療

成功停藥後，一定要繼續堅持失眠的行為治療方法，否則失眠可能復發。「上下不動靜」五步療法中，最難堅持的可能是靜心練習的部分。如果把身體掃描、正念呼吸、肌肉放鬆這些方法變成習慣，會使人受益終生。

八、酒能助眠嗎？

影視劇裡有時可以見到這樣的場景：老派的外國紳士睡前為自己倒杯酒；或是大量飲酒後，主角陷入了沉睡。這些說明，在有些人的認知中，酒可以算得上一種另類助眠藥，或者至少有利入睡。

據我所知，出於對藥物副反應和成癮性的懼怕心理，的確也有些失眠者，轉而向酒求助。

但真實結果會如何呢？

曾經，我接診過一位患者王先生，因為飲酒助眠患上了嚴重酒精依賴。

王先生是單位的一把手，因為工作壓力大出現失眠狀況，但因為害怕藥物成癮，不敢服用安眠藥，於是聽了朋友的建議——睡前規律性地喝一點紅酒助眠。剛開始時，喝一杯紅酒就能很快入睡，但 2 週以後，效果越來越差，開始增加飲酒量，從 1 杯紅酒慢慢加到 3 杯，最後是每晚都要喝一瓶紅酒才能入睡。3 個月以後，喝一瓶紅酒都沒有效果了，於是換成白酒，量也漸漸增加，1 年後就增加到了每晚 1 斤高度白酒。3 年後王先生的酒量增加到了每天 3 斤高度白酒，不僅晚上要喝，早晨起床後也要立刻飲酒。早晨起床後飲酒，被稱為「晨飲」，往往標誌著已經形成了酒精依賴。

王先生擔心安眠藥成癮，最後卻因為飲酒助眠演化成了

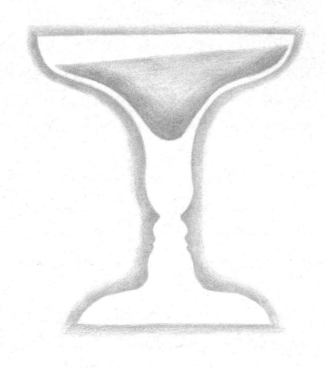

酒精成癮。酒精成癮治療起來極為複雜，比失眠治療難百倍以上，嚴重者甚至會出現死亡。這個案例深刻地告訴我們，千萬不要飲酒助眠！

　　酒精吸收進入大腦以後，可以作用在苯二氮䓬受體上，因此可以起到與苯二氮䓬類鎮靜催眠藥相似的鎮靜催眠作用，促進入睡。但因為酒精半衰期短，維持睡眠的時間不長，所

以人容易早醒。同時，飲酒以後的睡眠，多是非快速眼動睡眠期的 2 期睡眠，也就是「淺睡眠」，不容易讓人解乏。另外，酒精也有副反應。最常見的副反應是：肝臟損害，血壓升高，增加冠心病、糖尿病等慢性病的風險，記憶力下降，性功能障礙等。

綜合以上分析，飲酒助眠弊大於利，趕緊把它從你的助眠清單裡開除吧！

九、常用藥典

在求醫問藥的過程中，普通人很容易感到無力感和挫折感 —— 被突如其來的一堆專有名詞或藥物名稱弄得一頭霧水，關於一些新藥新知，既無法查閱舊的典籍，又無法信任龐雜的網絡信息。所以我覺得很有必要在這裡幫大家把當下主流助眠類藥物的名稱、藥效、服用事項乃至實物形象做一個梳理。

1. 非苯二氮䓬類鎮靜催眠藥

唑吡坦

(Zolpidem，商品名：思諾思)

常用劑量	5~10mg
作用時間	短效，3~5 小時
藥物優勢	起效快，適用於入睡困難患者；副反應少；成癮性低
注意事項	老年人使用時可能出現睡眠行為異常，如：睡眠中下地行走

扎來普隆

(Zaleplon，商品名：曲寧)

常用劑量	5~20mg
作用時間	短效，1~2 小時
藥物優勢	起效快，適用於入睡困難患者；副反應少；成癮性低
注意事項	少數患者使用後出現與劑量相關的記憶障礙

佐匹克隆

(Zopiclone，商品名：三辰)

常用劑量	3.75~7.5mg
作用時間	短效，5~6 小時
藥物優勢	起效快，適用於入睡困難患者；副反應少；成癮性低
注意事項	常引起口苦

右佐匹克隆

（Eszopiclone，商品名：文飛）

常用劑量	1.5~3mg
作用時間	中效，6~9 小時
藥物優勢	起效快，適用於入睡困難和睡眠維持困難患者；副反應少；成癮性低
注意事項	常引起口苦

2. 苯二氮䓬類鎮靜催眠藥

勞拉西泮

（Lorazepam，商品名：羅拉）

常用劑量	0.5~2mg
作用時間	中效，10~20 小時
藥物優勢	主要適用於睡眠維持困難患者。不通過肝臟代謝，肝功能差的患者可以使用
注意事項	有肌肉鬆弛副反應，謹防摔傷

奧沙西泮

（Oxazepam，商品名：優菲）

常用劑量	15~30mg
作用時間	中效，5~12 小時
藥物優勢	主要適用於睡眠維持困難患者。不通過肝臟代謝，肝功能差的患者可以使用
注意事項	有肌肉鬆弛副反應，謹防摔傷

艾司唑侖

（Estazolam，又名：舒樂安定）

常用劑量	0.5~2mg
作用時間	中效，10~24 小時
藥物優勢	作用時間長，主要適用於睡眠維持困難及早醒的患者
注意事項	有肌肉鬆弛副反應，謹防摔傷。次日有藥物殘留效應，導致日間睏倦、注意力不集中等

阿普唑侖

（Alprazolam，又名：佳樂定）

常用劑量	0.2~0.8mg
作用時間	中效，12~18 小時
藥物優勢	作用時間長，主要適用於睡眠維持困難的患者
注意事項	有肌肉鬆弛副反應，謹防摔傷。次日有藥物殘留效應，導致日間睏倦、注意力不集中等

地西泮

（Diazepam，又名：安定）

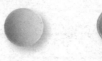

常用劑量	2.5~10mg
作用時間	長效，20~50 小時
藥物優勢	作用時間長，主要適用於睡眠維持困難及早醒的患者
注意事項	有肌肉鬆弛副反應，謹防摔傷。次日有藥物殘留效應，導致日間睏倦、注意力不集中等

氯硝西泮

（Clonazepam，又名：氯硝安定）

常用劑量	1~4mg
作用時間	長效，20~40 小時
藥物優勢	作用時間長，鎮靜作用強，主要適用於入睡困難、睡眠維持困難及早醒的患者
注意事項	有非常明顯的肌肉鬆弛副反應，謹防摔傷；次日有藥物殘留效應，導致日間睏倦、注意力不集中等

3. 褪黑素受體激動劑

雷美替胺

（Ramelteon，中國內地尚無此藥）

常用劑量	8mg
作用時間	短效，1~3 小時
藥物優勢	適用於入睡困難患者。無成癮性
注意事項	肝功能障礙患者禁用

4. 有鎮靜催眠作用的抗抑鬱藥

米氮平

（Mirtazapine，商品名：瑞美隆）

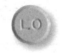

常用劑量	7.5~30mg
作用時間	長效，20~30 小時
藥物優勢	對伴有焦慮／抑鬱的失眠患者首選。可以增加深睡眠。無成癮性
注意事項	剛開始服藥時容易出現頭暈反應。常導致體重增加、下肢不寧綜合徵等。罕見白細胞減少。需要小劑量起始，緩慢增加劑量

曲唑酮

（Trazodone，商品名：美時玉）

常用劑量	25~100mg
作用時間	短效，5~9 小時
藥物優勢	對抗抑鬱藥導致的失眠患者首選。可以增加深睡眠。無成癮性
注意事項	剛開始服藥時容易出現頭暈反應。常導致口乾、便秘。罕見陰莖異常勃起。需要小劑量起始，緩慢增加劑量

多塞平

（Doxepin）

常用劑量	3~6mg
作用時間	中效，8~15 小時
藥物優勢	可以增加深睡眠。無成癮性
注意事項	服藥期間需監測心電圖變化

5. 抗精神病藥

奧氮平

（Olanzapine，商品名：再普樂）

常用劑量	2.5~10mg
作用時間	長效，21~54 小時
藥物優勢	適用於「主觀性失眠」患者。無成癮性
注意事項	容易增加體重。日間過度鎮靜。升高血糖、血脂等。需要小劑量起始，緩慢增加劑量。不作為失眠治療的常規用藥

喹硫平

（Quetiapine，商品名：思瑞康）

常用劑量	12.5~25mg
作用時間	短效，6~7 小時
藥物優勢	無成癮性
注意事項	可以導致體位性低血壓，服藥期間應避免突然改變體位。常引起下肢不寧綜合徵。罕見導致甲狀腺功能低下。需要小劑量起始，緩慢增加劑量。不作為失眠治療的常規用藥

利培酮

（Risperidone，商品名：維思通）

常用劑量	0.5~2mg
作用時間	長效，20~24 小時
藥物優勢	適用於「主觀性失眠」患者。無成癮性
注意事項	常常導致泌乳素升高，可能出現泌乳、閉經等。容易引起遲發性運動障礙。需要小 劑量起始，緩慢增加劑量。不作為失眠治療的常規用藥

十、高頻疑問

　　關於助眠藥物的使用，在 14 年的臨床實踐中，我經常要解答來自患者的形形色色的疑問，現在把他們當中的高頻問題整理出來，幫大家減少認知誤區。

Q
服用助眠藥物期間，可以開車嗎？

A
助眠藥物可能影響司機的反應速度，延長剎車時間，從而增加交通意外的風險。因此，服用助眠藥物期間不建議開車。

Q
服用助眠藥物期間，可以飲酒嗎？

A
不可以！
大多數助眠藥物和酒精會產生互相作用，明顯增加藥物副反應，嚴重者甚至可以導致死亡。

Q
助眠藥物對胎兒有影響嗎？

Q
助眠藥物甚麼時候服用為好？

A
助眠藥物一般起效比較快，臨睡前 10~20 分鐘服用即可。

A
根據美國食品藥品監督管理局孕期藥物安全等級，A 類、B 類藥物對胎兒無明顯影響，C 類有些影響，D 類和 X 類有明顯影響。目前助眠藥物大部分屬於 C 類和 D 類。而僅有唑吡坦屬於 B 類。C 類助眠藥有：佐匹克隆、曲唑酮、米氮平等；D 類助眠藥有：勞拉西泮、奧沙西泮、阿普唑侖、氯硝西泮、地西泮等；X 類助眠藥有：艾司唑侖、三唑侖、氟西泮等。

Q 助眠藥物可以和中藥一起服用嗎？

A 助眠藥物一般和中藥沒有衝突。如果擔心藥物相互作用，可以間隔一段時間服用。

A 盡量避免突然停藥。大部分助眠藥物有撤藥反應，突然停藥會導致失眠反彈，嚴重者還會出現癲癇發作等嚴重戒斷症狀。

高頻疑問

Q 可以突然停掉助眠藥物嗎？

Q 服用助眠藥物期間，可以飲茶或咖啡嗎？

A 不建議飲茶或咖啡。因為茶和咖啡為興奮性飲料，容易加重失眠。如果一定要飲茶或咖啡，建議中午 12 點之前飲用。當然，能不飲最好。

Q 使用助眠藥物期間，需要定期做化驗或檢查嗎？

Q 吸煙會影響助眠藥物的效果嗎？

A 需要。雖然現在常用的助眠藥物相對安全，但應定期查血常規、血生化、甲狀腺功能、心電圖等項目，以便及早發現可能的副反應。

A 首先，吸煙可以降低部分助眠藥物的濃度，從而影響藥效；其次，吸煙會減少睡眠時間，尤其是減少深睡眠時間，從而影響睡眠質量；最後，吸煙增加睡眠呼吸暫停的風險，導致夜間缺氧，從而影響睡眠以及身體健康。

NO.4

理心

透視你的心、身、靈

不糾結過去，不恐懼明天

失眠，

往往不只是身體出現睡眠障礙這麼簡單，

也可能源於你的心理系統 —— 思維、情緒、身體、潛意識、真我，與現實衝突後產生的執念、壓力或不適應性。

像剝洋蔥一樣透視、調理好這個「心、身、靈」系統，找到失眠的深層誘因，就有可能從根本上擺脫它。

一、層層剝開心理「洋蔥」

　　想要從「心」根治失眠，需要首先了解人的心理結構。

　　人的心理活動主要有五個方面的內容，也就是心理結構的五個層次，分別為：思維、情緒、身體、潛意識和真我。

　　◆ 思維，是指我們大腦裡的想法、念頭、推理、判斷等。這是我們心理活動最表層的內容；

　　◆ 情緒，是指我們內心的感受；

　　◆ 身體，主要指我們身體的感受；

　　◆ 潛意識，是我們平時無法覺察到的，但它又能控制著我們大部分的心理活動。夢是通往潛意識的大門，催眠也可以幫助進入潛意識；

　　◆ 真我，目前心理學上還沒有一個確切的定義。如果用一個通俗的解釋的話，或許「靈魂」更能代表真我的含義。

　　這五個層次合在一起，其實就是我們整個的「心、身、靈」。

　　心理結構的五個層次，逐層遞進。最外面的是思維，再往裡是情緒，再往裡是身體，再往裡是潛意識，最深層次的就是真我。對於普通人而言，越往裡的心理活動層次，就越能夠表達真實的自己；越往外的心理活動層次，就越遠離真我。

　　比如，最外層的心理活動是思維，也就是我們的想法、念

頭，其實是離真我最遠的。我們可以想一想，腦子裡那麼多的觀念，有多少真正是自己的呢？絕大多數都不是我們自己產生的，而是被外界環境輸入進去的。你從小到大所經歷的人、事、文化等，都在為你輸入觀念。

這樣形成的思維其實是最容易「不靠譜」的，因為很可能偏離了真心。舉例來說，你從小到大的經歷裡，可能經常聽到周圍人說「有錢才幸福」。這是外界環境的信息輸入到你思維裡面的結果。其實你本心裡並不太在意錢，只是被這個外來的信條驅使而努力掙錢。等你掙到很多錢，也許發現有想不到的無奈，也不一定幸福。

比起思維來，情緒更接近你的內心。人的愛恨情愁、喜怒哀樂，更接近真我。舉例來說，如果上司讓你週末加班做件你本職工作以外的事，你的思維可能很快讓你答應下來，因為在你的思維信念裡面，下屬應該聽領導的話。但你的情緒不會欺騙你。聽到領導下達的任務後，你內心的感受可能是不情願、討厭或者委屈等。雖然內心感受更接近真我，但我們的思維往往比內心感受更強大，會壓抑住我們的情緒感受，不讓它表達出來，這樣就容易導致出現心理問題。心理治療怎麼進行呢？其中

一個方法就是透過思維的屏障，找到你內心壓抑的情緒，並把那個情緒釋放出來。

我在病房查房的時候，經常問患者：「這個事給你帶來的感受是甚麼？你的心情是甚麼？」我為甚麼不是問：「這個事你怎麼判斷呀？」你去判斷它，其實還是在思維層面工作，那可能都是假象。

比情緒感受更深一層次的心理活動是我們身體的感覺。你的身體「會說話」，非常神奇。大家可以慢慢去體會、聆聽身體的聲音。比如見到一個人，你感到「毛骨悚然」。「毛骨悚然」就是身體發出的「聲音」。但因為身體發出的「聲音」比較微弱，經常被我們忽視，所以一般人很難聽到身體的聲音。但我們精神科醫生或者心理治療師，必須敏銳捕捉自己的身體感覺，因為通過這樣做，不僅能聽到真我的聲音，還可以捕捉到患者或來訪者的真實感受。

比身體更深一層次的心理活動就是潛意識。潛意識就像海平面以下的冰山，平時覺察不到，但又控制著我們 90% 以上的心理及身體活動。了解它主要有兩個途徑：夢和催眠。夢是我們進入潛意識的大門。心理治療的鼻祖、奧地利心理學家西格蒙德．佛洛伊德就把夢的解析作為精神分析心理治療最重要的方法之一。夢往往是潛意識衝突的呈現，尤其是重複做的夢或帶有明顯情感色彩的夢，都值得記下來和心理治療師討論。另外一個進入潛意識的途徑是催眠。催眠，不是讓人進入睡眠，而是通過一些誘導，讓人進入到與當前意識狀態不同的另外一

種意識狀態，即「催眠狀態」。在催眠狀態下，人的意識是清醒的，催眠治療師可以對其進行多種心理干預，如：處理潛意識創傷、促進心理成長等。每個人都可以進行自我催眠，甚至利用它來治療失眠，這會在「催眠」一節中詳細介紹。

透過潛意識以後，進入到最深層次的心理活動是真我。關於真我，現在的心理學研究不多，也沒有明確的定義。但很多哲學或宗教，對它有非常多的闡述。我們會在「真我」一節中詳細討論。本節中，我們可以對尋找真我的方法做個簡單介紹，那就是通過覺知，突破思維到達情緒，再到身體，最後透過潛意識見到真我。

背景知識

心理學家佛洛伊德

全名西格蒙德‧佛洛伊德（Sigmund Freud，1856—1939），奧地利心理學家，曾就讀於維也納大學醫學院，獲醫學博士學位。早期從事催眠治療，後創立精神分析法。把人的心理分為意識和無意識，認為存在於無意識中的性本能是支配個人命運、社會發展的力量。又把人格區分為自我、本我、超我三部分。主要著作有《夢的解析》、《精神分析引論》等。

覺知，是尋找真我最重要的一個方法。前面為大家介紹的正念呼吸練習，其實就是培育覺知力。覺知呼吸是培養覺知力的第一步。等到呼吸的覺知力提高了，接下來就可以分別覺知思維、情緒和身體感受了。然後通過自我催眠，讓潛意識上升到意識層面進行覺知。如果能對真我之外的四個層次的心理活動都能保持覺知，心如明鏡一般，就可以照見真我。

二、思維，不一定就對

思維，是指我們大腦裡的想法、念頭、推理、判斷等。是我們最外層、最遠離真我的心理活動。但我們很多人往往把自己的想法、念頭認為是「我的」、是「對的」。仔細想想，真的是這樣嗎？

你有一個念頭出來以後，可以問一下自己：「這個念頭，之前聽誰說過呢？在哪兒看到過呢？」這樣你會發現你的每一個念頭可能都可以找到源頭。有的可能來源於小時候的培養者，如父母、祖父母等；有的想法可能來自文化宣傳或教育。所以，你的很多想法不一定是你自己的，對此要有清醒的認識。

再想一想，你的想法就是對的嗎？很多人把某個想法當作真理，以為完全沒有別的可能性，這就是信念。其實我們很多

的信念都容易偏激，陷入「非黑即白」的絕對化思維。這都是固有的思維定式，也就是思維規則所導致的判斷偏倚。如何找到你的思維規則呢？你言語裡面帶有「應該」「必須」字眼的，或者用這種句式來表達「當……時，才會……」，這就是你的思維規則了。

先拿睡眠舉例子。很多失眠者說：「我應該睡 8 小時。」這句話裡面有「應該」，提示這是失眠者的思維規則或執著的信念。那這個思維規則來自哪裡呢？是你自己想到的嗎？仔細想一想，就會發現這個想法來自電視節目、報紙、書本或者周圍人的說法。從睡眠科學角度來講，「應該睡 8 小時」就是一個錯誤的觀念，因為他忽略了個體之間的差異性和個體的時空差異性。睡眠就像吃飯一樣，有的人天生飯量大，睡眠需求大，可能要睡 10 小時；而有的人天生飯量小，睡眠需求小，可能睡 5~6 小時就足夠了。非讓睡眠需求少的人睡夠 8 小時，就好比讓飯量小的人強忍著多吃 2 個饅頭一樣難受。而且隨著年齡變化，人們的睡眠需求會自然減少。年輕時需要睡 8 小時，中年時可能減少到 6~7 小時，老年時可能也就能睡 4~5 小時。失眠者之所以失眠，其實很重要的一個原因就是執著於一些不正確的信念。

再拿教育舉例。我們家長或老師在教育孩子時經常說：「當你學習好了，長大以後才會有出息。」這句話使用了「當……時，才會……」的句子結構，提示是一個思維定式或思維規則。現在很多家長、老師、學生把這句話奉為真理，逼著學生拚命

學習，結果導致很多學生出現心理問題。我診治過一個 12 歲正上小學的女孩，月考沒考好就在學校裡鬧自殺，因為父母過分在意成績，對她施加了很大壓力。而實際上我們都知道，世界上並不缺乏成績普通，而成就偉大的人士。

對失眠者來說，其實最大的一個思維誤區就是認為「睡覺才是休息」，認為人要是不睡覺就會死。大家之所以害怕失眠，不就是因為這個錯誤的信念嗎？而只要我們執著於「睡覺才是休息」，就會導致失眠時的恐懼與煩躁愈增，反而加重失眠。除睡眠以外，還有很多方法可以讓人得到休息。本書第二部分「行動」中介紹的正念呼吸練習，就是非常好的休息方法。睡不著時，起來做正念呼吸練習就可以，可以部分替代睡眠。沒有了對失眠的恐懼，人自然就放鬆了，放鬆以後睡眠自然也會改善。

對失眠的恐懼裡其實隱藏著對死亡的恐懼。而對人生來說，最大的思維誤區往往就是對生死的分別心。正因為人們對死亡恐懼、對生存貪婪，導致人生諸多的煩惱。這可能與我們缺少死亡教育有關。從小我們一直聽著「人死了，就甚麼都沒有了」這樣的觀點，當然就會恐懼死亡。其實生和死又有甚麼分別呢？道家學派的代表人物莊子說過：「生者，寄也；死者，歸也。」就是說人活著的時候，是寄存在這個世界上而已；死了以後，那才是真正的回歸。莊子正是因為沒有了生和死的分別心，所以才能「逍遙遊」。

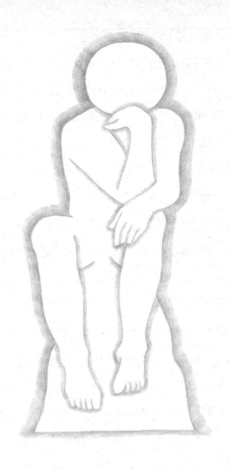

三、做個情緒「拆彈」專家

　　曾經，我接診過一個失眠的初中女生，因為期中考試成績沒有達到父親的期望被批評了，委屈難過地哭了一夜後就開始

連續失眠。這就是情緒「炸彈」的副作用。

　　情緒，是指我們內心的感受。愛、恨、情、愁，喜、怒、哀、樂，都是對情緒的描寫。比起思維來，情緒更加接近人的內心，對身心健康的影響更大。情緒本身就是一股能量。這個能量如果不釋放出來，就像「炸彈」一樣，會有爆炸危險。如果把「情緒炸彈」拆除，身心就安全了。所以我們一定要適時地把情緒，尤其是負面情緒，釋放出來，否則容易導致很多問題。中國傳統醫學認為情緒可以導致臟器損害，如：怒傷肝，喜傷心，思傷脾，悲傷肺，恐傷腎。現代心理學研究則認為，情緒的壓抑可以表現為軀體化或者攻擊性。

　　軀體化表現為各種軀體不適症狀，最常見的是疼痛，而使用現有的各種醫學檢查都查不出明確的器質性疾病的原因。

　　攻擊性常表現在對自己的攻擊或者對外界的攻擊。對自己的攻擊可以是身體上的，如劃傷皮膚、以頭撞牆等；也可以是心理上的自我攻擊，如無力感、無望感、自責等，嚴重的會發展為抑鬱症。對外界的攻擊形式更多，如批評、謾罵、抱怨、打架等。比如現在常見「路怒症」。別人開車變道時，沒有開轉向燈，「路怒症」的人就受不了，非要超車到人家前面猛踩剎車，把人家逼停。這就是因為長時間的情緒壓抑，沒地方釋放，藉機發泄出來。

　　那麼，我們應如何管理自己的情緒呢？主要可以從「覺知」「表達」「不住」「破執」「無別」等五個方面開展。

1. 覺知

　　管理情緒就像《孫子兵法》所講的那樣，首先要做到「知己知彼」，才能「百戰不殆」。首先要知道「敵人」是誰，才能去跟他打仗。你必須知道你的情緒，才可以去管理。但很多人平時覺知不到自己的情緒怎麼辦？那就藉助正念呼吸練習。在正念呼吸練習時，人的內心比較安靜，這時候容易聽到內心的聲音，用心細細去感受你的情緒。感受到以後，給情緒進行命名，是憤怒、委屈、悲傷、還是恐懼？一旦感受到並給情緒進行了命名，就對情緒有了覺知。

2. 表達

　　覺知到情緒以後，要學會表達出來，也就是釋放情緒。主要有四個途徑：向當事人表達、向他人表達、向環境表達、向自我表達。

(1) 向當事人表達

　　誰讓你產生了這個情緒，你就對他說出來。尤其是在家庭關係裡面，比如夫妻關係、親子關係，鼓勵大家把自己真實的情緒感受說出來。如果平時不表達，堆積之後就會大爆發，後果就會很嚴重。很多夫妻之所以離婚，就是平時沒有很好地進行情感的溝通。表達的方式是以「我」開頭，而不是以「你」開頭。可以說「我感覺很委屈」，而不是說「你讓我感到委屈」。以「你」開頭，就容易讓對方感受到指責，從而影響後續的溝

通。作為父母，我們也要鼓勵孩子說出自己真實的感受，允許子女說「不」。我們現在的子女教育大多是「聽話教育」，很多時候，要求孩子「聽話」就是在壓抑他們的情緒，容易導致孩子出現很多心理問題。

(2) 向他人表達

如果不方便向當事人表達，可以採用向他人表達的方式。比如我們在單位受到領導的批評，很委屈、憤怒，但又不能向領導說出來，這時候就可以找家人、朋友訴說出來。從心理學角度講，如果把痛苦告訴你的朋友，你的痛苦就能減少一半。如果你家人、朋友裡面沒有這樣的傾訴對象怎麼辦？那就可以去找心理治療師。心理治療起效的一個重要的因素，就是治療師幫助來訪者表達了壓抑的情緒。

(3) 向環境表達

最常用的向環境表達的方式是運動、吶喊等方法。當心情不好時，做一些運動，出點汗，會讓人感到暢快淋漓、身心輕鬆。「喊山」「喊海」等方式，都可以釋放內心壓抑的情緒。有些地方有「宣洩室」，可以在裡面盡情踢打喊叫，也是不錯的向環境表達情緒的方式。

(4) 向自我表達

向自我表達就是自己看到自己的情緒，也就是我們前面提

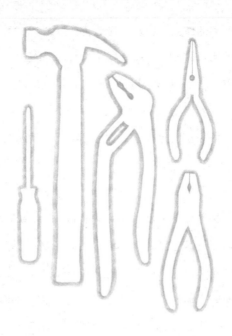

到的覺知情緒的過程。覺知本身，就是一種情緒的表達。覺知力提高以後，可以隨時隨刻看到自己的情緒。如果在情緒剛開始起來的時候就能覺察，情緒就不會繼續惡化，也就是人們所說的「不怕情起，就怕覺遲」。覺察太遲鈍，容易導致更嚴重的情緒爆發。一滴水，任何人都可以擋得住，當一滴水變成一江水，人就擋不住了，情緒的洪水就會蔓延成災。

其實，情緒本身是沒有好壞之分的，重要的是它有沒有被看到。情緒好比是一股能量，當能量發射出去以後，被對方看到、接納了，這個能量就是「白色能量」；如果你發出的能量對方看不到，或者看到後不接納，這個能量就是「黑色能量」。我們在與人相處時，有一個非常重要的溝通技巧就是「共情」，也

就是看到對方的情緒。你看到了對方的情緒，並能保持接納，就是最好的禮物。所以，心理學上經常講「看見就是愛」「抱持就會變」，就是說我們要學會看見、接納別人發射過來的那股情緒能量。抱持就是接納的意思，一旦能量被接納了，「黑色能量」就自動變成「白色能量」，也就是「抱持就會變」的道理。

3. 不住

不住就是不執著。覺知到情緒以後，不要執著在情緒上面不放，就好比看著一條河裡的水一樣，河水來了它又流走了。我們的情緒也是這樣，沒有一個情緒能夠一直存在，它就像河水一樣流過來又流走了。如果它流不走，那最主要的原因是你和情緒較勁。對於情緒，可以採取「八字方針」──「不迎、不隨、不拒、不抗」讓它「流」走。意思是：情緒來的時候，不迎接它；情緒走的時候，不跟隨它；不拒絕情緒來；情緒來了也不和它抗爭。

4. 破執

破執，就是破除思維的執著。我們在「思維」一節內容裡面提到過，我們會堅持一些不合理的思維規則、信條等，並把它們當成「真理」信奉。從認知心理學角度來看，導致我們情緒反應的往往不是事情本身，而是我們對事情的認知態度。這就是認知心理學的「ABC原理」──A是事件，B是信念、想法，C是結果。A事件不會直接導致C結果，而是因為B信

念決定了 C 結果。

舉個例子，假設你一個人在家裡待著，突然家裡的門「咣噹」響了一聲。這是事件 A。這個事件會導致你甚麼樣的反應呢？起決定作用的是你如何看這個響聲，也就是你的想法 B 在起作用。如果你的想法 B 是有小偷進家裡了，那麼你的結果 C 可能是害怕、緊張；如果你的想法 B 是認為風吹動了門才導致響聲，那麼你的結果 C 可能並沒有情緒波動。

所以決定你反應的，是你的思維規則、想法、信念等。如果你能夠找到思維規則，並打破它，那你的情緒反應也就自然改變了。如何找呢？第一，凡是你觀念當中含有「應該」「必須」等詞彙的時候，基本上都是你的思維規則。失眠者經常持有的關於睡眠的思維規則有：「應該睡 8 小時」，「應該沾枕頭就著」，「應該一覺到天亮」。第二，「當……時，才……」的句式結構，也提示著思維規則的存在。比如：「當有錢了，我才幸福」，「當學習成績好了，才會有幸福的人生」。

5. 無別

無別，也就是沒有分別心。我國明代哲學家王陽明有著名的「四句教」：「無善無惡心之體，有善有惡意之動，知善知惡是良知，為善去惡是格物。」首先指出人心的本體沒有善惡，也就是沒有分別心。「格物致知」的修行，其實就是讓人回到沒有分別心的「心之體」。我們之所以失眠了痛苦，是因為你認為睡了就是休息，醒著就是消耗。但其實睡眠是休息，正念

呼吸也是休息，能睡著就睡，睡不著就做正念呼吸，內心就不再糾結了。

四、聽聽身體說甚麼

　　身體的聲音，是指我們身體的感受。身體的感覺更接近真我、更忠誠於真我。我們要學會聆聽身體的聲音。

　　我們的身體會有「聲音」嗎？人們往往認為只有嘴巴才會說話，其實我們的身體也一樣會說話。平時因為我們太忙、靜不下來，所以很少有機會聆聽我們身體的語言。本書第二部分「行動」中所介紹的身體掃描練習，就是讓大家去關注身體的每一個部位，去感受每一個部位的感覺。當你感受到了身體的感覺，就是聽到了身體的聲音。

　　在「做個情緒『拆彈』專家」一節內容中，我們介紹了情緒壓抑會導致軀體化症狀。而通過本書第二部分「行動」介紹過的身體掃描練習，我們可以覺知到身體的感覺，並保持接納的態度，軀體化的症狀就可以緩解。接納的態度，就是允許身體有不舒服存在，不要刻意去消除它。身體掃描起效的兩個根本因素就是覺知和接納，一旦我們對身體保持了覺知和接納，就啟動了身體的自我修復功能，身體的不適症狀就會慢慢減輕甚

至消失。

　　當我們可以敏銳地感受到自己身體發出的「聲音」，就可以用自己的身體去感受別人身體所發出的信息。精神科醫生或者心理治療師，除了用兩隻眼睛觀察以外，自己的身體可以作為第三隻眼睛，去感受患者的身體語言。我每次查房或者為患者做心理治療的時候，都會時刻關注自己身體的感受。有一次我查房時，感受到自己腰疼，於是問患者是否有腰疼的問題。患者很驚訝地說她確實腰疼。後來我教給她做身體掃描練習，尤其是在腰部疼痛的地方多掃描一下。她做了一段時間，腰疼竟然神奇般消失了。如果你不是精神科醫生或者心理治療師，也可以嘗試去感受別人身體的感受。你如果能把別人的身體感受捕捉到，你和對方就容易建立起融洽的關係。為甚麼會這樣呢？這在心理學上稱為「共振」。

　　我的孩子小的時候，他和我玩得最開心的一個遊戲就是「模仿」。他做甚麼動作，我就模仿他甚麼動作。我一學他，他就哈哈笑。這就是人在發育過程當中，要尋找的「主客體關係」。孩子作為「主體」，要去找另外一個人作為「客體」。主體通過客體來看到自己。客體就好比是主體的一面鏡子。人小的時候如果沒有一個很好的客體給自己反饋，那麼這個主體往往看不到自己。所以，主體永遠在尋找一個客體，我一直在尋找一個你，就是希望透過你的眼睛來看到我自己。這就是心理學上的「共振」。如果你能夠感受到對方的感受，那麼你就和他產生了「共振」。

以心理治療大師米爾頓‧艾瑞克森為例。艾瑞克森是催眠治療的鼻祖。他本人患小兒麻痺症，還是色盲、音盲患者，看顏色只能看到紫色，聽聲音也聽不到節律。有一天他經過一個教堂，看到好多人在那兒唱歌。他聽不到那個音樂的節律，但他看到唱歌的人都很開心。這是為甚麼呢？仔細研究以後，他

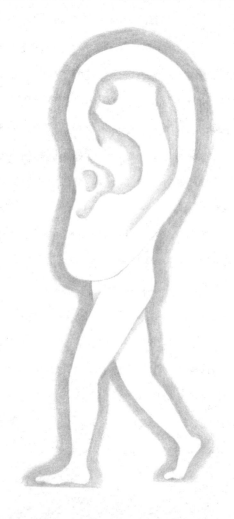

發現了「共振」的秘密。正是「音盲」這個先天性缺陷，幫助艾瑞克森發現了這個心理學原理。

艾瑞克森發現這些唱歌的人非常愉快，是因為他們呼吸的頻率是一樣的，因為他們身體產生了「共振」，所以在一起玩得特別開心。我們也可以嘗試一下，比如，你嘗試和某人有同樣的呼吸頻率，是否容易建立起好的關係。如果你能感受到對方的身體感受，發生「共振」，也許更能拉近你們之間的關係。

我們可以通過身體來進行心理治療。以前的心理治療，重點都放在思維、情感以及潛意識的治療上，而忽視了身體對於心理治療的作用。現在有人提出一個學說，稱為「身體心理學」。我給大家舉幾個通過身體來改變心理的例子。當你遇到傷心的事，是不是很容易哭？哭完以後就會感覺舒服一些，你通過身體流眼淚，緩解了心理的痛苦。微笑也是這樣。我們都知道人心情高興的時候會微笑，其實反過來時也是一樣的，你保持微笑也會讓你的心情高興起來。好多人覺得不可思議，但其實心理學研究已經證實了這個結論。

美國羅切斯特大學臨床心理學系的詹姆斯‧萊爾德博士做了相關研究。他招募了一批志願者，首先測試志願者的心情水平，然後讓他們保持微笑，微笑之後再測試他們的心情水平。結果發現微笑後的心情明顯好於微笑前。這個研究結果可能被人質疑，因為微笑可能帶有暗示性。所以萊爾德又重新設計試驗，不告訴受試者做微笑的表情，只是讓受試者通過「齜牙」「抬眉」等動作來模仿微笑時的表情。研究發現，受試者「齜牙」

「抬眉」之後，心情也好了起來。這就是通過調整身體表情肌改變了心理狀態。

所以，做微笑的表情，可以改善人們的心情。反過來，做難過的表情，就會讓人心情變差。同樣，經常臥床，就會讓人沒有精神，類似一種生病的狀態。「病」這個漢字的造字方法，非常講究。中國漢字是象形字，常有兩個部分組成，一個是「義部」代表含義，一個是「聲部」代表發音。「病」字的義部是「疒」。「疒」其實是一張豎立的「床」，上面代表「床頭」，左側代表「床板」和「床腿」，提示著臥床就是生病的意思。如果經常臥在床上，就會讓你處在「病」中，讓你感覺疲乏、倦怠、沒有精神等。所以失眠者一定要改掉賴床的習慣。

背景知識

心理治療大師米爾頓·艾瑞克森

米爾頓·艾瑞克森（Milton H.Erickson，1901—1980），生於美國內華達州，1923年開始研究古催眠術，被喻為「現代催眠之父」，也是美國臨床催眠學會的創辦人，幫助催眠術在嚴肅學術領域取得了合法地位。

五、穿透潛意識

潛意識是由奧地利心理學家佛洛伊德最先提出的。我們平時無法覺察到潛意識，但它又控制著我們大部分的心理活動。意識和潛意識就像是一座冰山，意識是浮出水面的部分，潛意識是藏在水下的部分。按照水和冰的比重，藏在水下的冰山部分，則約佔 90%。

佛洛伊德認為，心理治療就是將潛意識的內容意識化。潛意識是個人在成長歷史中形成的，蘊藏著人本身的生命力。人本身的生命力主要是「生本能」，就是維持人類生存和發展的根本動力。按照目前的心理學研究，人有三種根本動力，即：性、攻擊性和自戀。性是維繫人類發展的動力，攻擊性是維繫人類生存的動力。自戀對於維繫生存和發展都非常重要。而且，性和攻擊性的動力，也是自戀動力演化的結果。由此可見，自戀可能是人心理最重要的動力。

關於自戀，畢業於北京大學心理系的心理學家武志紅有著非常深入的研究。他曾在著述中提出過「全能自戀」的概念，引人深思。

甚麼是自戀？就是認為自己是對的，認為自己比別人強。剛出生時的嬰兒，處於「全能自戀」的狀態，即：認為自己是無所不能的神，自己一動念頭甚至可以毀滅整個世界。隨著人心智的成熟，「自己是神」的「全能自戀」會慢慢發展為「健康

自戀」，人們逐漸意識到自己不是無所不能的神，也不是可以掌控一切的世界主人。人長大後，如果還活在「全能自戀」之中，就會導致各種各樣的精神心理問題。最典型的就是「自戀性暴怒」，表現為：如果外部世界不按自己的意願運轉，「全能自戀」的「神」就會變成「魔」，恨不得毀掉整個世界。

到了成年，如果還活在「全能自戀」和「自戀性暴怒」中，就表示心理發育水平處於很低的狀態。這種人完全活在自我的世界中，不能意識到別人和自己一樣是平等、獨立存在的，也不能意識到人無法掌控一切。當我們試圖掌控一切時，其實就是「全能自戀」的一個表現。

有些失眠者，也活在「全能自戀」的幻象中。其實，睡眠和體溫、脈搏、血壓等生理現象一樣，都不受人自主的控制。但很多人以為自己是「睡神」，非要控制自己的睡眠，比如：一定要睡 8 小時、一定要有深睡眠、一定要很快入睡、一定要一覺到天亮……當人試圖控制自己的睡眠時，卻發現根本控制不了。這種失控感，就會刺痛「全能自戀」的敏感神經，讓失眠者煩躁不安，嚴重者甚至痛不欲生。當我們逐漸意識到自己不是「睡神」時，就不再試圖控制睡眠，而是順其自然，抱著「愛睡不睡」的心態，睡眠反而自動改善。

人在成長過程中，逐漸發現自己不是無所不能的「神」時，就會努力到外界尋找一個無所不能的「神」。這就是人從「自戀」到「依戀」的發展過程。但是，在從「自戀」到「依戀」的發展過程中，人們卻經常誤入歧途，走了極端，把本不是神的依戀

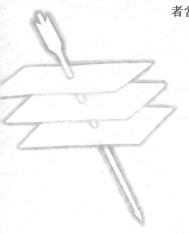

者當成了神，我稱其為「全能依戀」。

很多拜金主義者，把金錢當成了可以「依戀」的神。當他們發現金錢並不是萬能的「神」時，就徹底陷入崩潰；戀愛、婚姻中的人們，發現他們的「男神」或者「女神」並不是「神」時，就對愛情徹底絕望；教育子女時，父母發現孩子不是「神童」時，總是憤怒地拿「別人家的孩子」來傷害子女的心靈。所有的這些煩惱、痛苦，其實最根本的就是把不是「神」的對象當成了「神」。失眠者最開始失眠時，往往受到一些事情的刺激，比如夫妻吵架、同事矛盾、親子不和等等。之所以受刺激，就是因為錯誤地把別人當成了「神」。如果能夠清醒地認識到，人就是人，別人和自己都不是完美的「神」時，我們就多了一分理解和包容，人際關係也就越來越和諧了。

根據潛意識理論，我們對失眠者進行深入分析，不難發現失眠背後真正的兩個根本原因：一、把自己當作「神」去掌控一切的「全能自戀」；二、把別人或外物當作完美之「神」的「全能依戀」。如果我們潛意識裡面持有這兩種不合理的信念，必然會遭遇無窮的挫折與煩惱，從而導致失眠。

六、記下你的夢

　　潛意識平時是無法被覺察的。如何才能了解自己的潛意識呢？夢，是大多數人觸碰潛意識最方便的途徑。只要做夢，你就有機會了解自己的潛意識，而大部分人都會做夢。按照現代睡眠醫學觀點，夢多發生在快速眼動期睡眠（REM 期）。正常人每夜快速眼動期睡眠佔整夜睡眠的 20%~25%，也就是說人每晚大約有四分之一的時間在做夢。很多人說自己沒有夢，其實只是沒有記住做的夢而已。還有些失眠患者，感覺一夜都在做夢，這從睡眠生理的角度來看是不可能的，其實只是患者記住的夢比較多而已。

　　很多失眠者經常有多夢體驗，夢往往揭示著失眠的根本原因。通過對夢的分析，我們一旦覺知了失眠的病因，失眠自然就改善了。要想對夢進行分析，首先要記住夢才可以！佛洛伊德的方法值得我們學習：睡覺前在床旁放一個本子、一支筆。我們從夢中醒過來以後，先要保持身體不動，最好是任何一個小動作都沒有，然後把夢的細節回顧一遍，把能記住的寫到本子上。也可以用手機錄下來，以後再整理。如果不把夢記錄下來，很快就會忘記，正如蘇東坡詩句的描述，「事如春夢了無痕」。

　　夢記下來以後，如何進行分析呢？最主要的方法是自由聯想，就是找到夢的一個關鍵信息，然後問自己：從這個信息，

我想到了甚麼？又想到了甚麼？再想到了甚麼？……這樣不斷地、自由地、毫無約束地問下去，這就是自由聯想解夢法。通過這一番自由聯想，潛意識裡的內容逐漸浮現到意識層面。當我們能夠對自由聯想中的思維、情緒、身體過程都保持覺知時，這本身就是療癒。

一般的夢，都可以通過這種方法進行自我分析。對於伴有強烈情緒反應的噩夢，更容易進行分析。因為情緒反應，就可以作為夢的關鍵信息。對這樣的噩夢，可以先去感受夢中的所有情緒體驗，然後問自己：這種感受，讓我想到了甚麼？當時發生了甚麼？發生這件事的時候我的情緒是怎樣的？除了這個情緒還有甚麼感受？……當把所有的細節和情緒感受都聯想到以後，就可以再問自己：如果讓一個更加成熟的自己回到這件事發生的時刻，會如何看待它？這就是對噩夢的自我解夢方法。

我接診過一位 36 歲的男性失眠者，就是通過這種方法治癒了失眠。這位患者失眠 10 年，最近 2 年明顯加重。剛開始失眠時不嚴重，每週有 2~3 晚入睡困難，而最近 2 年幾乎每晚都出現失眠，而且睡著了就會做噩夢，總是夢到死去的人。聽了患者的病情介紹後，我就好奇地問他：昨晚有沒有做噩夢？他說：也做噩夢了。接下來我們就對他的噩夢進行了自由聯想。過程如下：

醫：你願不願意談一談昨晚的噩夢？
患：願意。

醫：好的。那先請你說一說昨晚的夢。

患：我夢到了老家的舊房子。

醫：再具體一些。

患：夢見這個老房子非常破舊，房頂基本上長滿了草，院子裡也都是荒草。看到房子馬上就要倒塌了，我就驚醒了。

醫：在這個夢裡，你的感受是甚麼？

患：孤獨，淒涼。

醫：還有甚麼感受？

患：思念。

醫：還有甚麼感受？

患：害怕。

醫：還有甚麼感受？

患：就這些。

醫：這個夢讓你感受到了孤獨、淒涼、思念、害怕等。這種感受讓你想到了甚麼？

我問完這個問題以後，患者沉默了一會兒，眼角開始濕潤，哽咽著說……

患：我媽。

醫：當時發生了甚麼？

患：2008 年剛過完春節，我媽把能找到的藥都吃了，自殺了。她有抑鬱症，心情一直不好，之前吃了很多年的藥。

說完這些，患者開始放聲哭泣，哭了好一陣子，慢慢恢復了平靜。

醫：很抱歉，讓你想起了傷心事。不過，把這些壓抑著的感受說出來，哭一哭，會感覺更好一些。當你聽到媽媽自殺的消息時，你當時的感受是甚麼？

患：非常難過。從小都是媽媽把我帶大，爸爸在我很小的時候就去世了，媽媽這麼多年很辛苦。我長大了，還沒有來得及孝敬她，她就走了……

說到這裡，患者又開始哭泣。一兩分鐘以後，患者漸漸恢復平靜。

醫：當時還有甚麼感受？

患：很想念媽媽……不捨得媽媽離開……媽媽走了，我很孤單……很害怕……

醫：這個事情確實非常突然，媽媽的離開，讓你感到難過、孤單、害怕，這麼多年，你一直在思念媽媽……

患：嗯。

醫：現在我們再回過頭，重新去看這個事情，你會怎麼看？

患：自從爸爸去世以後，媽媽的心情就一直很差，很煎熬，她解脫了，也是好事吧……我現在也長大了，生活、工作、家庭都挺好的，媽媽也放心了。

這次談話以後，患者噩夢就很少了。通過行為治療配合藥物治療，患者的睡眠也改善了。最後一次見這個患者時，他已經不再吃助眠藥物。我們仔細分析這個夢不難發現，「老房子」可能代表患者的媽媽，「倒塌」可能代表媽媽的去世。患者的母親 2008 年去世，距離 2018 年我和他的這次談話，剛好 10 年。患者本人可能都沒有意識到，其實是媽媽去世以後他就開始睡眠不好了。

夢，很少會直接地表達，因為潛意識要進入意識，必須改頭換面才行，好騙過心理防禦機制的「警察」。所以，我們不能夠直接理解夢的內容。但夢裡面所感受到的情緒，卻是最真實的。因此，夢中的感受往往是我們解夢的關鍵所在。

我總結解夢，其實就是「藉夢談情，由情說事，憶事言情」這樣一連串自我覺知的過程。「藉夢談情」，就是把夢境給自己帶來的情緒感受都覺知出來，然後由這種感受聯想到現實中發生的事情，也就是「由情說事」。回憶這件事情的經過，重點是把當時壓抑的情緒表達出來，就是「憶事言情」。一旦把壓抑到潛意識裡的思維、情緒等上升到意識層面，心理的創傷也就

療癒了。對經常做噩夢的失眠者來說，要嘗試著進行這一番自我解夢治療。

談到夢，我們不得不提一部非常有名的電影——《潛行凶間》(Inception)，為我們很好地解釋了夢和潛意識的關係。這部影片由克里斯托弗·諾蘭導演，里安納度·狄卡比奧領銜主演。里安納度在影片中飾演柯布。柯布帶領的團隊，不僅可以進入目標人物的夢境中盜取潛意識中的秘密，甚至還可以通過夢境在目標人物潛意識中植入一個信念。

柯布團隊接到一個新任務，目標人物是一位將要去世的全球最大石油公司老闆的獨生子費舍。他是父親的接班人，即將成為這家大公司的新老闆。柯布團隊的任務就是通過夢境在費舍的潛意識裡面植入一個「將公司解散」的信念，引導費舍把全球最大的石油公司解散。費舍即將成為全球最大石油公司的老闆，這也是他多年來的夢想，肯定輕易不會把公司解散——

這是我們在意識層面進行的分析，覺得不可能實現這個目標。但如果把這個信念在潛意識深處進行根部植入的話，就很有可能實現。

一般的植入方式很容易被費舍的潛意識衛兵發現，只有在根部植入才可以讓整棵心理之樹都被這個信念掌控。如何從根上植入呢？柯布發現費舍與爸爸本來關係就不好。爸爸覺得費舍不聽自己的話，對費舍非常失望。費舍也感覺到自己在石油公司無論怎麼努力也不可能超越爸爸，讓爸爸滿意，同時他很懷念童年時代很愛自己的那個爸爸。

找到了「與爸爸的關係」這個根，「根植」方案也就出爐了。柯布設計了三層夢境來騙費舍，讓費舍與死去的爸爸在最深一層夢中相見，安排爸爸親口告訴他：「爸爸其實非常愛你，爸爸對你失望的原因不是『你成為不了和爸爸一樣成功的人』，而是『你想和爸爸一樣，效法爸爸的所為』！」費舍多年來最大的困惑終於有了答案，同時他潛意識裡面也有了「將公司解散」的想法。這樣夢醒之後，費舍真的按照「爸爸」的意思解散了公司。

由此我們可以看到，潛意識裡的想法是多麼可怕。就像影片剛開始時柯布所說的那樣：「適應性最強的寄生物是甚麼？細菌、病毒、還是蛔蟲？是想法！想法頑強無比，感染性極強。再細微的念頭也會生根發芽。它能成就你，也能毀滅你。」柯布和他妻子梅爾一起探索夢境時，就是因為柯布在他妻子的潛意識中植入了「你的世界不真實」這個想法，結果導致了

梅爾跳樓自殺。看完這部電影，不禁讓人擔心：如果有一個盜賊，通過在人的潛意識根部植入錯誤的想法，那麼他就可以掌控我們的內心，進而掌控我們的命運！

命運，其實就是潛意識中的想法在現實中不斷地輪迴。我治療過一位女性失眠患者，45歲，做服裝生意很成功，資產達到好幾億，但她的婚姻卻很糟糕。她經歷了3次婚姻，每一次都讓她傷痕累累。頭兩次婚姻，她遇到的男人都是脾氣暴躁，動不動就打她，導致她遍體鱗傷。第二次離婚後，她發誓再也不結了。可就在1年前，她遇到了一個離異的生意伙伴。他性格溫和、情感細膩、很會照顧人，從來沒有發過脾氣。這個男人甚至把「打女人的男人都是懦夫」這句話經常掛在嘴邊。

這位女患者徹底被這個男人征服，於是第三次走進了婚姻。結婚半年後，這個溫順的男人竟然也動手打了她。歷史再一次重演！在這之後，她的失眠就加重了，甚至徹夜不眠。她始終搞不明白，為甚麼自己遇到的總是「渣男」。

我仔細詢問了她的成長經歷。她小的時候，父親經常動手打母親。在她3歲的時候，父母離婚，母親一個人撫養她長大。在她印象中，母親最常說的一句話是「男人都不是好東西」。經常從母親口中說出的這句話，就植入到了她的潛意識當中。於是她的婚姻一次次證明「男人都不是好東西」。哪怕是她第三任丈夫，即使一向溫和，竟然也動手打了她。

我好奇地問她，衝突那天具體發生了甚麼。原來是他們兩個在商量晚飯去哪個餐館吃時出現了意見分歧。女人有點歇斯

底裡地喊:「你是不是不喜歡我了?」男人說:「沒有呀!不就是去哪裡吃飯這點小事兒嗎?你想太多了!」這時女人還是不依不饒,逼問:「你是不是也想打我?」男人說:「我怎麼會打你呢?」女人又說:「你打呀!你要是不打,就不是男人!」這句話說出來,男人莫名其妙地就動手打了她。

不管是電影《潛行凶間》中的梅爾,還是我的這位失眠患者,都讓我看到了潛意識中的想法的巨大影響力,都很好地印證了柯布所說的:「再細微的念頭也會生根發芽。它能成就你,也能毀滅你。」「你的世界不真實」導致了梅爾自殺;「男人都不是好東西」導致了這個患者婚姻的不幸。

像「全能自戀」的人那樣,如果潛意識裡面有「我是無所不能的『神』」這樣的信念,又會給我們帶來甚麼樣的後果呢?這必然會驅使著我們以自我為中心、試圖去掌控一切。然而,現實世界卻不總是按照我們的意願運轉,如此,我們就會陷入痛苦的深淵!

試圖掌控生死、想長生不老的人,服用了「靈丹妙藥」,卻中毒而亡;試圖掌控股市、想成為「股神」的人,卻血本無歸;試圖掌控配偶子女、想成為「家長」的人,卻家庭破裂⋯⋯而我們失眠的誘因,不就是想掌控的事情掌控不了嗎?失眠以後,卻又想掌控睡眠,成為「睡神」,反而讓失眠更加嚴重!

所以,真正的根治失眠,就是放下「我是無所不能的『神』」的妄想,才能活出「一念放下,萬般自在」的逍遙。

七、用催眠化解衝突

　　除了夢以外，催眠是我們觸碰潛意識的另外一個途徑。催眠，是讓人進入一種可以被提示的放鬆又專注的狀態。很多人誤認為催眠就是讓人進入睡眠，其實人們進入催眠狀態之後，並不會感到昏沉欲睡，反而可能加倍清醒。被催眠者，在催眠治療結束後仍然可以記住整個治療內容。

　　既然催眠不是讓人進入睡眠狀態，那失眠者為甚麼還要做催眠呢？催眠主要是通過處理人們潛意識裡的衝突，徹底消除失眠者內心深處焦慮的病根。米爾頓・艾瑞克森被稱為「現代催眠之父」，他把催眠治療定義為：一種注意力集中的潛意識開啟狀態，受催眠者可接受一個或多個觀念及指示，因而形成或建立更理想的行為模式。

　　在「聽聽身體說甚麼」這一節中，我們曾提到過艾瑞克森關於「呼吸共振」的理論。談到催眠時，就更應該再詳細介紹一下他了。艾瑞克森在 17 歲時患上了「脊髓灰質炎」，也就是俗稱的「小兒麻痹症」。這個病來勢洶洶，讓他全身癱瘓，除了眼以外，身體其他部位都無法活動。當時接診的三位醫生都給艾瑞克森判了死刑，覺得他很快就會死掉。艾瑞克森通過自我催眠，竟然神奇地活了過來，不僅站了起來，而且在數年後靠著一隻獨木舟、簡單的露營裝備、一些糧食以及很少的錢，獨自暢遊了密西西比河。艾瑞克森成為了「脊髓灰質炎」治療

史上的一個奇跡！這個奇跡是如何發生的呢？靠的就是催眠治療！

　　艾瑞克森通過自我催眠進入潛意識以後，對潛意識說：「我有一個想站起來的目標，請你幫我一個忙，指引我該怎麼辦。」潛意識果然給了他答案。在全然放鬆的狀態下，他心中出現了一幅畫面：小時候的他正在摘蘋果。最初出現這個畫面時，艾瑞克森並沒有明白這是甚麼意思。當再次向潛意識提出同樣的問題時，他得到了同樣的答案。這個畫面反覆出現後，艾瑞克森恍然大悟，原來這就是答案。於是，他仔細覺知這個畫面，畫面越來越精細，越來越生動。他的手緩緩伸向樹上的蘋果，去體驗每一個細小動作。幾個星期後，這一畫面中使用到的肌肉恢復了輕度的活動能力，它們可以做這一畫面中的動作了。這就是艾瑞克森戰勝「脊髓灰質炎」的開端。

　　如果你選擇去求助於專業催眠治療師，可以了解下標準催眠治療的主要程序 —— 基本分五個階段：詢問、誘導、深化、轉化治療和解除催眠狀態。

1. 詢問

　　催眠治療師會了解你的動機與需求，詢問你對催眠的看法，解答你有關催眠的疑惑，介紹整個催眠過程。

2. 誘導

　　催眠治療師主要運用語言引導，讓你進入催眠狀態。無論

是催眠治療師誘導，還是自我催眠誘導，最常用、最有效的方法就是前面介紹過的「身體掃描」練習。

3. 深化

　　催眠治療師引導被催眠者從輕度催眠狀態，進入更深的催眠狀態。常用的方法有「下樓梯法」「搭電梯法」「數數法」等。催眠治療師也會根據自己喜好，創造更多的深化方法。我最喜歡用的就是最經典的「下樓梯法」。這個方法是催眠治療師請你想像面前出現了一個樓梯，然後告訴你：「這個樓梯總共有10級，我每數一個數字，你就往下走一級台階。你每下一個台階，就更接近自己的潛意識，當走完10級台階以後，你就完全進入潛意識當中。」

　　然後催眠治療師開始數數，從1一直數到10。每個數字後面可能加上一些「放鬆」「越來越放鬆」「更加放鬆」「完全放鬆」等暗示語。被稱為「搭電梯法」和「數數法」的深化方法，操作步驟基本上與「下樓梯法」相似。

4. 轉化治療

　　催眠治療師根據你的需求來制訂治療方法。常用的有：

(1) 向潛意識尋找答案

　　請你像艾瑞克森一樣對潛意識說：「我有一個想站起來的目標，請你幫我一個忙，指引我該怎麼辦。」據說某位國際知

名的企業家曾使用這個方法。在他面積很大的辦公室裡，只有一個蒲團。他做重大決策前，會先在蒲團上靜坐，讓自己與潛意識進行深度溝通。然後讓下屬將產品放到他面前，他會憑藉這時的直覺去做選擇。

(2) 處理心理創傷

催眠治療師讓你在潛意識的帶領下，回到一個心理創傷事件，描述事件經過，然後重點是釋放壓抑著的情緒。治療中，有些被催眠者會號啕大哭。待你情緒釋放以後，催眠治療師會直接與你對話，或請你提到的當事人和你對話，幫你進行認知層面的重構。心理創傷處理之後，你可能會消耗很多能量，這時候催眠治療師可能會用「水晶球法」為你補充心理能量。

(3) 補充心理能量

催眠治療師請你想像一個水晶球浮現在你身體的上方，發出溫暖舒服的光，照亮了你的每一個細胞，給你越來越多的能量。這時你感覺到無比舒服、安寧、喜悅、有能量。享受 3 分鐘水晶球給你補充能量的過程以後，你要真誠地感恩生命中的人與事，並且告訴自己：「每一天、每件事，都會越來越好。」

(4) 提示治療

如果你是夜間經常起夜的失眠患者，推薦嘗試提示治療。夜間醒來後如果要去廁所，那麼起床之前先進行提示治療。醒

來後身體先保持不動，然後做 3 個自然呼吸。3 個自然呼吸以後，給自己下一個「催眠指令」：「當我上完廁所，重新回到床上時，數 10 個呼吸就可以繼續入睡。」自我提示之後，再起身去廁所。重新回到床上時，就開始數呼吸次數。要注意：在呼氣的末尾數數，而不是吸氣的末尾數數。當你從 1 數到 10 的時候，之前發出的「催眠指令」就會發揮作用，讓你繼續入睡。

對於入睡困難的失眠者，上床後可以先進行「身體掃描」練習。「身體掃描」以後如果還沒有入睡，就可以進行提示治療，發出「催眠指令」：「當我數 20 個呼吸的時候，就會進入睡眠。」然後開始數呼吸次數。要注意：在呼氣的末尾數數，而不是吸氣的末尾數數。當你從 1 數到 20 的時候，之前發出的「催眠指令」就會發揮作用，讓你入睡。如果沒有成功，可以重複進行這個提示治療，直至入睡。

5. 解除催眠狀態

讓你從催眠狀態回到平常的意識狀態，並確保你對整個治療過程保有清楚的記憶。可以通過「數數法」解除催眠，如：「這次的催眠馬上就要結束，整個治療過程你都可以清楚記住，以後每當你需要時都可以隨時調用。這次你進入了很好的催眠狀態，將來你也可以很容易進入催眠狀態，甚至可以進入到更深的催眠狀態。當你醒來後，身體會感到加倍放鬆，心情加倍的安寧、喜悅。接下來我會從 10 數到 1，當數到 1 的時候，你就會清醒過來。」然後催眠治療師開始緩慢地從 10 數到 1。

當數到 1 的時候，請被催眠者睜開眼睛，搓搓手，手心搓熱以後摀摀眼睛，乾洗一下臉。然後請被催眠者坐起來，結束整個催眠治療。

很多人以為催眠治療，必須在催眠治療師的引導下進行。其實不然，艾瑞克森就是自我催眠治療的例子。催眠，實際上都是通過自我催眠起作用的。因此，我建議失眠者可以嘗試進行自我催眠。

大致步驟如下：

第一步：自我詢問

對於自我催眠來講，這個階段主要是明確本次催眠治療的目的。

第二步：放鬆

首先通過「身體掃描」讓自己進入放鬆狀態。不管是自我催眠還是求助於催眠治療師，身體放鬆都是最重要的起步。斯蒂芬·吉利根是艾瑞克森的學生，他認為：「身體的每一分緊張都和頭腦中的一個想法聯繫在一起，所以當你真能放鬆身體時，就放下了頭腦中的想法，也就是放下了表意識，這個

時候的潛意識就有了最大呈現的空間。」

　　「身體掃描」就是最好的放鬆身體的方法。讓意識像掃描儀一樣從腳到頭掃描一遍，每掃描一個地方，那個地方就放鬆了。為了方便讀者練習「身體掃描」，以誘導自己進入催眠狀態，我寫了一個更簡單的「身體掃描」練習指導語（可以自己錄製後播放）：

　　　讓自己以最舒服的姿勢躺好，閉上眼睛，輕鬆地做幾個深呼吸。你做得很好！

　　　現在，讓心靈像掃描儀一樣從腳到頭掃描一遍，每掃描一處，那個地方就放鬆了；

　　　先請你感覺雙腳。把注意力放在雙腳上就好，輕鬆地、柔軟地感覺你的腳趾、腳掌、腳心、腳後跟、腳面、腳踝……想像著雙腳微笑了，雙腳放鬆了；

　　　現在，再感覺你的小腿。把注意力從雙腳緩緩向上移動……這時候，也許感到微微發麻、發熱或者發脹，也許感覺到皮膚和衣服接觸的感覺，也許甚麼也感覺不到……都是可以的……只是去覺知，讓自己接受所有自然而然出現的感覺。現在請想像你的小腿微笑了，小腿放鬆了；

　　　感覺你的膝蓋。想像你的膝蓋微笑了，膝蓋放鬆了；

　　　感覺你的大腿、臀部。想像你的大腿、臀部微笑了，大腿、臀部放鬆了；

　　　感覺你的腰部。想像你的腰部微笑了，腰部放鬆了；

　　　感覺你的後背。想像你的後背微笑了，後背放鬆了；

感覺你的整個脊柱。想像你的脊柱微笑了，脊柱放鬆了；

感覺你的腹部。想像你的腹部微笑了，腹部放鬆了；

感覺你的胸部。想像你的胸部微笑了，胸部放鬆了；

感覺你的雙手、手掌、手腕、前臂、手肘、上臂。想像你的上肢微笑了，上肢放鬆了。你做得很好！

現在，繼續感覺你的雙肩。想像你的雙肩微笑了，雙肩放鬆了；

感覺你的脖子。想像你的脖子微笑了，脖子放鬆了；

感覺你的下巴。想像你的下巴微笑了，下巴放鬆了；

感覺你的嘴唇。想像你的嘴唇微笑了，嘴唇放鬆了；

感覺你的鼻子。想像你的鼻子微笑了，鼻子放鬆了；

感覺你的臉部。想像你的臉部微笑了，臉部放鬆了；

感覺你的眼睛。想像你的眼睛微笑了，眼睛放鬆了；

感覺你的耳朵。想像你的耳朵微笑了，耳朵放鬆了；

感覺你的額頭。想像你的額頭微笑了，額頭放鬆了；

感覺你的後腦。想像你的後腦微笑了，後腦放鬆了；

感覺你的頭皮。想像你的頭皮微笑了，頭皮放鬆了。

你做得很好……非常好！

第三步：深化

無論自我催眠，還是求助催眠治療師，接下來都可使用「下樓梯法」深化催眠狀態，使自己進入潛意識。然後就可以展

開各種催眠治療，如上面提到的：「向潛意識尋找答案」「補充心理能量」「提示治療」等。

第四步：處理創傷

　　如果有足夠心理準備，可以嘗試在自我催眠中「處理心理創傷」；如果信心還不充分，也可以找一個合格的催眠治療師來幫助你「處理心理創傷」。

第五步：解除

　　治療階段結束後，可以通過「數數法」解除自我催眠狀態。

八、到達真我寂靜之境

　　在「常識」部分我們提到，生活中有很多誘發因素可以觸發失眠，比如職場壓力大、人際關係緊張、疾病帶來的憂慮等。同樣是面對這些因素，擁有自足豐沛真我的人，更不容易受到侵擾，從而保持自己的平衡。

　　關於真我，目前心理學上研究得比較少，還沒有一個特別確切的定義。如果要用一些詞彙來解釋「真我」的話，或許「天性」「本心」「靈魂」等詞彙可以等同於「真我」的含義。人是由

「身」「心」「靈」三部分組成。我們前面介紹的「身體」，屬於「身」的層面；「思維」「情緒」「潛意識」屬於「心」的層面；而「真我」則屬於「靈」的層面。

關於「靈」，我們可以從「精神胚胎」談起。

「精神胚胎」[1]，是由意大利幼兒教育家瑪利婭‧蒙特梭利提出。蒙特梭利認為，兒童早在出生之前，便具有一種精神展現模式。她將兒童這種天生的心理本質稱為「精神胚胎」，就像一粒種子一樣。在發育過程中，「精神胚胎」這粒種子會知道自己想要甚麼，會驅動孩子去做各種各樣的事。「精神胚胎」的發育成長，需要一個像母親子宮一樣的「保護性環境」。而孩子的「感覺」就是「精神胚胎」發育最好的養料。甚麼是「感覺」呢？印度哲學家克里希那穆提認為「感覺」就是「『我』與其他事物建立關係那一剎那的產物」。蒙特梭利認為養育孩子，最主要的就是豐富孩子的「感覺」，讓他盡可能自主地嘗試與其他事物建立關係。

現代教育最大的悲哀就是忽視了孩子的「精神胚胎」。養育者或者教育者經常容易認為：大人懂得多！而孩子懂甚麼？所以大人要指導、管教、約束孩子。總之，就是讓孩子聽大人的話。

我寫這篇文章的時候，正值春暖花開的季節，卻發現馬路上很多孩子還穿著很厚的外套，熱得滿頭大汗。孩子出門時媽媽會說：「天冷，多穿點。」孩子說：「我不冷！」媽媽說：「春

1　精神胚胎，英文名稱為 the Spiritual Embryo。

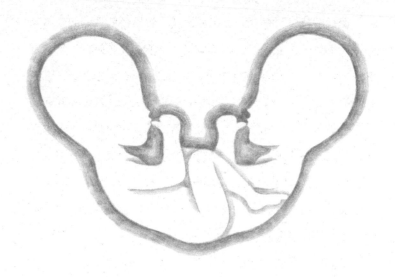

捂秋凍，春天天氣變化大，要多穿！我今天感覺就挺冷的。」
所以就有了這個著名的典故：「有一種冷，是媽媽覺得你冷。」
當大人們將自己的判斷強加給孩子時，孩子自身的感覺就被破
壞了，就相當於切斷了孩子與其他事物的直接關係，導致「精
神胚胎」發育受阻，從而遮蔽了「真我」。

　　蒙特梭利認為：每個生命的「精神胚胎」如果自由、充分
發育的話，都會成為他自己，這會非常美！蒙特梭利所描述的
這種狀態，其實就是「真我」靈性的狀態。

　　「發育」良好，狀態健康的「真我」，讓你像舒適蕩遊在世
界這個母體中的「精神胚胎」，有足夠的彈性來應對環境變化和
擠壓，同時保持自身內部、自身與外界關係的平衡。

關於蒙特梭利教育法，家長們最大的擔憂就是：如果不管教孩子的話，孩子會不會走上邪路？會不會殺人放火？蒙特梭利認為：只要準備一個自由的環境來配合兒童生命的發展階段，帶著愛去尊重孩子的自發選擇，「精神胚胎」就會驅動著孩子們朝著最完美的方向發展。這個觀點其實和中國明代哲學家王陽明的思想不謀而合。王陽明認為，每個人內心深處都有一個「良知」，可以知善惡、是非。我們要明白自己的「良知」，讓「良知」來指引行動，不假外求，自然達到「知行合一」，這就是王陽明所倡導的「致良知」。

王陽明所講的「良知」，其實就是蒙特梭利所説的「精神胚胎」，也就是我們的「真我」。「致良知」的過程，就是我們認知並且實現「真我」的過程。

元代以及明代初期以來，流行朱熹的「理學」，強調「格物以窮理」。王陽明反對朱熹通過事物尋求「至理」的「格物致知」方式，因為「事理無窮無盡，格之則未免煩累」，因此提倡「致良知」，強調「心即是理」，最高的道理不需外求，從自己心裡即可得到。王陽明認為，每個人內心深處都有「良知」，可以知道善惡、是非，無需外求。在知與行的關係上，又強調「在心上求，在事上練」，要知中有行，行中有知，最終達到所謂「知行合一」。

按照他的理念，人們在覺知之光的照耀下，通過不斷「為善去惡」，照見「良知」，最終可達到無善無惡的心之本體，也就是「真我」的寂靜意識狀態。聖人的心，就像明鏡一樣，物

來則應，過去不留，正如明初文集《菜根譚》中所描寫的那樣：「風來疏竹，風過而竹不留聲；雁渡寒潭，雁去而潭不留影。故君子事來而心始現，事去而心隨空。」王陽明臨終之前，他的學生周積問他有沒有遺言，王陽明說：「此心光明，亦復何言」，然後就去世了。王陽明之所以如此從容，是因為覺知了真我「良知」的光明。

　　了解這些，有利於我們走上養成自在「真我」的精神之旅。

背景知識

哲學家王陽明

　　原名王守仁（1472—1529），明代哲學家、教育家。字伯安，今浙江餘姚人，因曾居於會稽山陽明洞，所以自號「陽明子」，後人稱其為「陽明先生」。初期習程朱理學、佛學，後發展出「心學」與程朱學派對抗，在明中期後影響甚大，與孔子、孟子、朱熹被並稱為「孔孟朱王」。所著《大學問》和《傳習錄》是其哲學思想的重要體現。

教育家蒙特梭利

　　全名瑪利婭・蒙特梭利（Maria Montessori，1870—1952），意大利第一位醫學女博士，以其革命性的教育哲學與兒童教育方法聞名於世，代表作有《教育人類學》、《蒙特梭利兒童教育手冊》、《童年的秘密》、《吸收性心智》等，曾連

續 3 年獲「諾貝爾和平獎」候選人資格。以她名字命名的蒙特梭利學校遍及 110 個國家。

哲學家克里希那穆提

全名吉杜‧克里希那穆提（J.Krishnamurti，1895—1986），印度安得拉邦人。近代對西方頗有影響的印度哲學家，對自我、愛、冥思、生死、信仰、宗教、幸福等多有演講和論述，並被集結成多本著述和翻譯成 50 多個國家的語言。被翻譯出版的中文著述有《全然的自由》《喚想能量》《人生中不可不想的事》《重新認識你自己》等。

九、在關係中根治失眠

在我接診大量患者的過程中發現，很多失眠患者的病根是焦慮，而焦慮的病根是關係。

失眠者童年的關係模式，往往塑造了焦慮性的人格特徵，是失眠的「素質因素」；現實中的社會關係壓力則誘發了失眠發作，是失眠的「誘發因素」；失眠後所採取的不當行為調整模式，是失眠的「維持因素」。

我們前面所介紹的行動改善睡眠的方法，主要是在處理失

眠的「維持因素」。而失眠的「誘發因素」和「素質因素」，則需要在關係中根治。

精神分析心理治療所發展出來的「客體關係理論」[1]認為：一個人和他最初的重要「客體」所建立的關係，會內化到一個人內心深處，成為一種內在的關係模式，這就是性格。這個內在關係模式一般是在6歲前形成的。你自己就是「主體」，而你所指向的人或物就是「客體」。你小時候的重要養育者，如父母、祖父母、外祖父母等人，就是你最初的客體。

佛洛伊德認為：在正常養育情況下，父母是孩子最重要的客體。孩子在6歲前和父母建立的關係模式，就是他的內在關係模式。孩子長大以後，在新的關係中，總是試圖將他的內在關係模式展現到新關係中，想把它變成符合他內在關係模式的關係。這也就意味著，父母等養育者如何對待孩子，孩子就會不斷重複構建類似的關係模式，這就構成了家族命運的輪迴。在新的關係中，一個人想重複他的內在關係模式，而對方也想重複他的內在關係模式，兩個人會持續地進行較量與磨合，從而提供了改變內在關係模式的可能性。

綜合上面的分析，客體關係理論可以概括為三句話：「性格，在關係中形成；性格，在關係中展現；性格，在關係中改變。」

在「到達真我寂靜之境」這節中，大家談到過「精神胚胎」

1　客體關係理論，英文全稱為 Object-relations theory。

的概念。孩子的「精神胚胎」知道真正想要甚麼，會自動驅動孩子去做各種各樣的事情。然而，父母等養育者，卻經常忽視了孩子「精神胚胎」的作用，認為孩子甚麼都不懂，總覺得大人應該指導、管教、約束孩子，想盡一切辦法讓孩子聽大人的話。

養育者試圖掌控孩子的一切，扮演自己孩子的「神」的角色，並將《聖經·創世紀》裡的話：「照著自己的形象造人」應用在自己身上。養育者們像「神」一樣掌控孩子的一切：進食、睡眠、穿衣、衛生習慣、學習、交往、玩遊戲、看電視……「控制一切」的內在關係模式，必然會展現到孩子人生的各個方面。

我們如果能夠認識到：一個人當下的關係模式，是他童年的內在關係模式的再現。那麼，我們就有了第三隻眼睛來重新審視人與人相處的模式。這種內在關係模式的再現，常常有精準的對應。一個人和男性權威的關係，很可能對應著他和父親、爺爺和姥爺等男性養育者的關係。和女性權威的關係，很

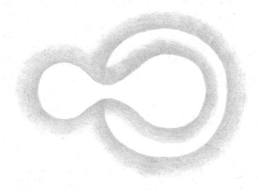

可能對應著他和媽媽、奶奶和姥姥等女性養育者的關係。一個人的原生家庭，就是他的關係原型。一旦有了這種視角，我們在關係當中，就有了更多的理解、寬容和平靜。

多年前我擔任病房主治醫師的時候，曾帶過一個學生。她剛從名牌醫學院校畢業，在我所負責的醫療組擔任住院醫師。當我每次查完房，向她說查房意見時，她總是說：「老師，您說得不對！」剛開始，我覺得這個學生有獨立思考的精神。但慢慢發現，她對我所有查房的意見全部反對，甚至是為了反對而反對。

當時我就意識到了，這是她的內在關係模式。我作為男性上級醫生，她要極力反對，這就提示她和童年時期的男性養育者，可能是她爸爸，存在著很大的衝突。有了這個認識以後，我就更加能夠包容她對男性權威的挑戰，並採用了啟發性討論式教學模式，她就可以很好地適應了。和她熟悉以後，慢慢了解到她小時候和父親有比較嚴重的衝突。她的父親有非常強的控制慾，經常命令她做一些不喜歡的事情，她就故意和父親對著幹。最後她與父親的關係模式展現到了現在的關係當中。

這個學生的例子，可以很好地說明：性格，在關係中形成；性格，在關係中展現。那麼，性格如何在關係中改變？問題如何在關係中療癒呢？其實最重要的是「看見」，也就是在關係中保持覺知，看見對方的「內在關係模式」，看見對方的情緒和需求。也就是心理學上經常說的一句話：「看見就是愛！」

我曾經遇到一個女患者，一住院就要求我：這個藥應該怎

麼吃，你應該給我吃這個藥，不應該吃那個藥……會指揮我如何給她治療。我說：「您既然來住院，就要聽醫生的，醫生才能給您治病呀！」患者辯解說：「我是久病成醫呀，醫生你不太了解我的情況，只有我自己了解自己的情況，所以治療上你必須聽我的才行。」

這時我就覺察到她與人相處的關係模式了，即「控制一切」。從道理上很難說服她。我於是採用了「看見」的方法，直接告訴她：「您的孩子是不是和您說過很多次，『媽媽，您的控制慾太強了』！」聽了我這句話，她愣了一會，然後有些不好意思地說：「是的，是的。你是怎麼知道的？」

我向她解釋說，從她給我帶來的感受，可以推測她孩子的感受。她這時補充說：「我確實管兒子太多了，這次住院就是因為兒子交了一個女朋友，我不喜歡，要他們分手。兒子不幹，跟我吵了一架，我就開始失眠了。」我又問她：「是不是您小的時候，媽媽也這麼管您呀？」她馬上說：「是的，就是這樣！我媽媽也這麼管我的。」通過這次談話，她看到了自己「控制一切」的關係模式，為後續的性格改變奠定了基礎。

在人際關係中，除了看見「內在關係模式」外，更重要的是要看見對方的感受，也就是情緒和需求。從心理學角度來講：我的感受，必須經由「你」的看見，才開始存在。當沒有被「你」這面鏡子照見時，它就像是不存在一樣。一個人的感受，好比是一個能量球。當這個能量球把一股能量向外界發射的時候，凡是被人看到的、接納的，就是白色能量或者正能

量;當這股能量不被人看見,或者看到但不能被接納的時候,這個能量就是黑色能量或者負能量。

作為父母,我們要做孩子的鏡子,看見孩子的感受;作為夫妻,我們要做彼此的鏡子,互相看到對方的感受;作為心理治療師,我們要做來訪者的鏡子,看見來訪者的喜怒哀樂、怨恨情仇。我們的感受,如果能被對方看見,這種被看見的體驗就會內化成一面鏡子。這個內在的鏡子,就可以幫助我們觀察自己的感受,也能懂得別人的感受。主體一直在尋找一個客體,我一直在尋找你,希望透過你的眼睛,讓我看見我自己。

前面介紹的這位控制慾極強的女患者,當她說完與兒子的吵架經歷後,我就立刻「看見」了她的內心感受。我對她說:「您很擔心兒子的婚姻問題,怕他交的女朋友不理想,才給兒子提了一些建議。兒子因此與您爭吵,讓您很傷心,也覺得很委屈。但我也能感到,您非常愛兒子。」

當我說完這番話,這個患者已經泣不成聲了。她哭了好一陣子,才漸漸平靜下來。然後告訴我——孩子3歲時,她就和丈夫離婚了。這麼多年來,都是她一個人辛辛苦苦把孩子養大,唯恐孩子受一點委屈……

當她把這麼多年的不容易都說完以後,擦了擦眼淚,接著說:「兒子確實長大了,有他自己的主見了,我確實管得有點多了,現在是時候放手了。」在這個患者的整個治療過程中,我只是用「看見」的方法,看到了她的「內在關係模式」,看到了她的內心感受,沒有給她講任何的道理,她就很快發生了轉變。

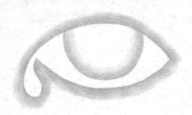

臨出院時，她給我反饋了她的治療感受：「人生像開車一樣。在住院治療之前，我要當司機，我的人生我來控制，甚至要控制一切，讓我感到非常累。住院以後，當我放下了控制，從司機轉變為乘客的時候，感覺當乘客也挺好的，更加舒服和放鬆。」

其實，很多失眠者，都有極強的控制慾。在「穿透潛意識」這節內容中，我曾向大家介紹了不少失眠症狀背後真正的兩個根本原因：一，把自己當作「神」去掌控一切的「全能自戀」；二，把別人或外物當作完美之「神」的「全能依戀」。如果我們潛意識裡面持有這兩種不合理的信念，必然會遭遇無窮的挫折與煩惱，從而導致失眠。那麼，既然我不是「神」，別人或外物也不是「神」，那麼誰才是主宰我們的「神」呢？接下來我們討論一下人與「神」的關係。

「神」是一個宗教用語，用以代表世界的主宰或者世界的創造者。如果用一個中性的詞彙來解釋，「造物主」或許可以代表「神」的含義。如果用中國傳統文化來解釋，道家思想中「道」的概念與之更加接近。世界究竟如何產生的？人究竟從哪裡來？這是終極的哲學問題。古聖先賢們都進行了深入的思考。老子《道德經》第四十二章說：「道生一，一生二，二生三，三生萬物。」這是老子的宇宙生成論。這裡老子說到「一」「二」「三」，乃是指「道」創生萬物的過程，並不把「一」「二」

「三」看作具體的事物和具體數量。它們只是表示「道」生萬物從少到多,從簡單到複雜的過程。

我想把老子的這句話拿過來,套用一下,說明我們人的心理結構。「道」指造物主,「一」指「真我」,「二」指人的「意識」和「潛意識」,「三」指人的「思維」、「情緒」和「身體」,「萬物」指人的整個精神世界。「理心:透視你的心、身、靈」這一部分,其實就是按照這個結構來書寫的。如果用一棵果樹來比喻的話,「道」或者「造物主」是土壤,「真我」是樹根,「意識」和「潛意識」是樹幹,「思維」、「情緒」及「身體」是果實(見下頁圖)。

古今中外的很多修行方法,大多是在「樹根」或「樹幹」上下工夫。通過「意識」或者「潛意識」層面的努力,去發現「真我」。像前面給大家介紹的王陽明「心學」,就是通過照見「良知」的方法,達到「知行合一」,進入「真我」的境界。但是,如果誤把「真我」之根當成了「道」之土壤,以為自己就是「造物主」或者是「神」,那麼就會導致「走火入魔」了。

有些人在靜坐修行中,可能會看到、聽到或者感受到一些神奇的景象,以為自己有了「神通」,把自己當成「神」,其實都是「走火入魔」。

人就是人,並不是神。人之「樹」一旦離開了滋養自己的「道」的「土壤」,必然會走向枯亡。失眠、焦慮、抑鬱等精神心理問題,其實就是我們心靈營養匱乏導致的。只有讓心靈深深扎根在「道」的土壤,重新恢復人與造物主的關係,才能獲得源源不斷的力量。現在人們是時候停下來,重新思考人與造

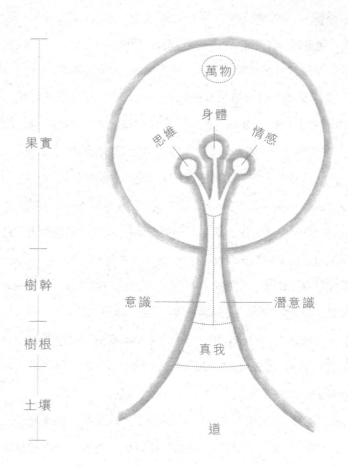

果實

樹幹

樹根

土壤

萬物

思維　身體　情感

意識 —————— 潛意識

真我

道

物主的關係以及如何恢復與造物主的關係。造物主創造了人，可以比喻成「父親」。人恢復與造物主的關係，其實就是從「自戀」到「依戀」的過程。

　　人剛出生時，本能上是「全能自戀」的狀態，但當自己試圖控制一切時，卻發現很多事情完全超出了自我可以控制的疆界。在自我疆界之外，如果有一個人可以善意地充滿愛地幫助我，我就會信任這個人，形成安全「依戀」。

　　當孩子的養育者，如父母，可以深深理解和接納孩子的時候，孩子和養育者之間就容易形成這種安全「依戀」關係。有了「依戀」，孩子的世界就是安全的。如果養育者對孩子不能理解和接納，讓孩子有「被控制」的感覺，那麼孩子的世界就缺少安全感，容易產生焦慮。

　　我們很多人小的時候都缺少與養育者形成的這種安全「依戀」，因而覺得世界不安全。當我們覺得世界不安全時，內心就要構建一堵防護牆，把自己限制在了防護牆之內的小圈子裡，於是失去了從外部世界獲取能量的連接。

　　相反，當世界讓我們覺得安全、值得信任時，我們就會把防護牆推倒，重新與世界建立能量連接。上天有好生之德，造物主一直在不求回報地滋養著人類。如果我們能夠相信造物主這個完美的「父親」，願意把自己交付出去，重新恢復「孩子」與「父親」的關係，這就形成了新的「依戀」。這時，自我保護的這堵防護牆就消失了，人從造物主那裡獲得源源不斷的力量，真正達到「天人合一」的境界。

所有的修行，其實都是找到回家的路，回歸到人與造物主的「安全依戀」，讓心靈深深扎根在「道」的土壤，徹底擺脫心靈的流浪與不安。

　　如何才能恢復人與造物主的關係呢？從心理學視角來看，人們首先要意識到自身的局限性，放下「全能自戀」與「全能依戀」的幻象，不要把不是「神」的當作了「神」，信任並臣服於造物主，建立「安全依戀」。

　　不同的宗教和哲學中對此也有闡述。比如儒家思想認為人應受命於天，「畏天命」，通過「修身」「克己」等方法順應天理，達到天人合一；佛家思想強調「凡所有相、皆是虛妄」，因此要去除「我執」與「法執」；道家思想主張「人法地，地法天，天法道，道法自然」，教導人們通過效法天地自然，來順應造物主；基督教義認為人就是人，再努力也成為不了造物主，需要通過耶穌基督恢復人與造物主的關係。

　　人一旦恢復了與造物主的關係，內心深處的焦慮會自然消失，過去的陰影不再讓人糾結，明天的未知不再讓人恐懼，失眠也就得到了根治。

NO.5

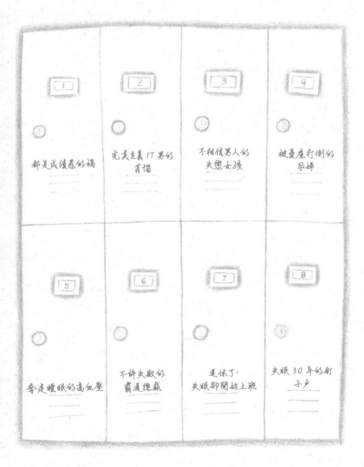

1	2	3	4
都是戒績慕的禍	完美主義 IT 男的苦惱	不相信男人的失戀女孩	被憂鬱打倒的孕婦

5	6	7	8
奪走睡眠的高血壓	不許失敗的霸道總裁	退休了，失眠卻開始上班	失眠 30 年的釘子戶

分 享

8 個失眠故事

安住當下是最好的滋養

不同年齡、性別、職業、教育背景和經歷的人

「丟失」睡眠的背後，

往往潛藏著人們身體或心靈的某一部分的

「缺失」——對生理規律的怠慢，

對過去的糾結，對未來的恐懼，

對世界更高力量的無知……

努力「看見」真實的自己，活在當下，

結合「行動改善、藥物輔助、心理治療」三步曲，

你會重新找回那個身心平衡，安然入眠的自己。

都是成績惹的禍

NO. 1	人物簡介	女性，13 歲，初一學生
	失眠病程	失眠 2 個月
	嚴重程度	★★☆☆☆

發病經過	2 個月前參加期中考試，數學沒有「考好」——平時數學一般都考 100 分，這次只考了 92 分。其父看到成績非常生氣，責問她：「數學怎麼考這麼差？是不是貪玩了？今年假期就不出去了，考不到滿分別想出去玩！」當晚小女孩就失眠了，委屈得偷偷哭了一夜，之後每晚都無法入睡，一般到凌晨 2~3 點才能迷迷糊糊地睡一會兒。晚上睡不好，白天上課注意力不集中，上課經常打瞌睡。老師發現後，請家長帶孩子到醫院就診。
既往治療	未曾治療。
案例特點	患者起病的誘因，似乎是成績，其實背後是父母的教育過於苛刻。「望子成龍、望女成鳳」是中國家長普遍的期望，但如果把孩子當「神童」過高要求，必然導致孩子心理壓力過大，誘發各種精神心理問題。如果父母過分看重學習成績，就會忽視孩子的內心感受。當孩子的內心感受不被看到或不被接納，孩子與父母之間就無法建立起「安全依戀」。童年時期如果沒有形成「安全依戀」，長大後必然導致焦慮性人格。

療癒經歷	1. 行動改善：堅持按照「上下不動靜」的要求去做。因患者年齡偏小，臥床時間適當延長，從標準的 7 小時臥床延長到 8 小時。即晚 10：30 上床，早 6：30 下床，不午睡、不補覺、不賴床，每天走路 1 小時，每天中午靜心練習：正念呼吸 1 小時，上床後做「身體掃描」。患者能夠嚴格執行。 2. 藥物輔助：考慮到患者才 13 歲，失眠時間不長，沒有給予藥物治療。 3. 從「心」根治：重要的是「看見」孩子的感受。我請患者敘述第一天失眠時發生的事情，並鼓勵她表達當時的內心感受。她說聽到父親批評時，首先感覺到很害怕，害怕父母不要自己了。當父親說假期不帶自己出去玩時，又感到非常委屈、失望。說出這些感受後，孩子內心感覺輕鬆了很多。同時我和患者父母進行了溝通，讓家長明白「看見」孩子內心感受的重要性，幫助父母意識到「成績不是『神』」，學習好不能解決所有問題。孩子身心健康才是父母最重要的目標。
醫生點評	現代教育最大的悲哀就是家長過分看重孩子的學習成績，而忽略了孩子心理的成長。沒有一個健康的心理，成績再好也不會讓孩子有幸福的人生。父母要「看見」孩子的感受，對孩子保持接納，相信「精神胚胎」能夠照顧好孩子，為孩子提供更寬鬆的生長環境。

完美主義 IT 男的苦惱

NO. 2	人物簡介	男性，23 歲，本科學歷，IT 工程師
	失眠病程	失眠 1 年，加重 1 個月
	嚴重程度	★★★☆☆

發病經過	1 年前大學本科畢業，在某私企擔任工程師，負責軟件開發。剛工作不熟練，經常熬夜加班，加上工作壓力較大，要開發的軟件很多，漸漸出現失眠，主要是入睡困難、睡眠淺，經常做與考試相關的夢。晚上睡不好，白天沒有精神，注意力也不集中，寫程序經常出錯。1 個月前被領導批評，失眠加重，幾乎整夜不睡。
既往治療	服用了很多中成藥、湯藥，效果不明顯。在藥店購買了褪黑素，剛開始吃的前 2 天還有效果，第三天就又睡不著了。不敢吃安眠藥，擔心副反應及藥物依賴。
案例特點	剛開始失眠，主要是工作壓力較大，經常熬夜，導致生物鐘紊亂。同時，患者做事要求完美，過分認真，做不好就感到緊張，甚至自責，尤其在意別人的評價，被批評後失眠明顯加重。患者小時候，父母外出打工，跟著爺爺奶奶長大。直到 7 歲上小學，父母才把患者接到身邊。因為從小沒有在父母身邊，和父母沒有形成「安全依戀」，因此性格非常焦慮，不能容忍不完美。

療癒經歷	1. 行動改善：嚴格按照「上下不動靜」的要求去做，即晚 10：30 上床，早 5：30 下床，不午睡、不補覺、不賴床，每天運動 1 小時，堅持靜心練習 —— 正念呼吸 1 小時。能夠嚴格執行。 2. 藥物輔助：服用 1 片佐匹克隆（每晚 7.5mg），睡眠很快得到改善，入睡很快，可睡 6 小時左右。服用佐匹克隆以後，第 2 天感覺口腔中有苦杏仁味（口腔異味是佐匹克隆常見的副反應）。堅持行為治療 2 週後，覺得睡眠已經非常滿意了，之後把佐匹克隆減到半片（每晚 3.75mg）。剛減藥的前兩天，睡眠有些波動，主要是入睡變慢、易醒、多夢，繼續堅持「上下不動靜」行為治療，減藥後的第 3 天睡眠又恢復正常。治療 3 週後，完全停用安眠藥。剛停藥的前 3 天入睡困難，臥床後做「身體掃描」練習幫助入睡。停藥第 4 天開始，睡眠就穩定了。 3. 從「心」根治：幫他認識到「追求完美」的性格特點 —— 當越努力去控制無法控制的事情時，就會感到緊張。而別人的評價，自己是無法控制的。也幫他看到了自己被批評後的感受：委屈、自責、憤怒等，如此患者心裡舒服了很多，也原諒了領導。練習正念呼吸後，感覺工作效率提高，寫程序時很有靈感。
醫生點評	對失眠患者，可考慮短期使用助眠藥物，並不會上癮。但在藥物治療同時，一定要堅持行為治療。待行為治療起效以後，可逐漸減少助眠藥物劑量。藥物減量過程中，有可能出現睡眠波動。即使有睡眠波動，也要堅持行為治療，也不能把藥物加量。一般堅持 3~5 天後，睡眠自然可以恢復正常。

不相信男人的失戀女孩

NO. 3	人物簡介	女性，25 歲，碩士學歷，英語翻譯
	失眠病程	失眠 1 個月
	嚴重程度	★★★☆☆

發病經過	1 個月前和男友分手，當時發現男友和別的女生交往密切，自己無法忍受，提出分手。分手後開始失眠，主要是入睡困難，躺床上總回想和男友的交往經歷。後來證實男友和那個女生並沒有曖昧關係，又感到非常後悔，失眠加重。
既往治療	未曾治療。
案例特點	患者為獨生女，5 歲時父母離異，跟隨母親生活。從小性格內向、敏感。學習成績優異，研究生畢業後從事英語翻譯。經人介紹與男朋友認識，交往半年，相處融洽。因為發現男友和一個女生聯繫較多，認為男生對自己感情不專一，主動提出分手。母親離異後經常對女兒說：「男人都靠不住。」這句話深深刻在了女孩內心深處。

療癒經歷	1. 行動改善：堅持「上下不動靜」五步治療。 2. 藥物輔助：拒絕服用藥物，要求僅用行為治療和心理治療改善睡眠。 3. 從「心」根治：請患者傾訴與男友的交往經歷，表達分手後的情緒體驗。當把分手後的傷心、委屈、自責、不捨等感受講出來後，患者感覺內心舒展許多，同時意識到自己把男友當成了「男神」，無法忍受對方的一點點不完美，對他期望值過高，也讓對方有很大的壓力。在自我催眠治療中，還意識到了母親常說的「男人都靠不住」對自己的影響。
醫生點評	看到自己的感受，就是對自己最好的愛。人生很多煩惱其實是因為把不是神的，當作了神。給自己和他人更多的包容與理解，讓自己活得更輕鬆。自我催眠，也可以幫助自己覺知潛意識。覺知就好比是光，可以去除潛意識中的陰影。

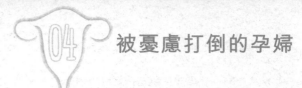

被憂慮打倒的孕婦

NO. 4	人物簡介	女性，29 歲，碩士學歷，內科醫生
	失眠病程	失眠 2 週
	嚴重程度	★★★☆☆

發病經過	2 週前發現懷孕了，既高興又擔心。一直想懷孕但沒有成功，現在心願達成非常高興。但又擔心胎兒的健康，怕有缺陷，查出懷孕的當天就睡不著，之後又擔心失眠會影響胎兒。從那以後幾乎整夜不睡，白天感到焦躁，下午能睡 3~4 小時，睡醒後心情會好很多，但到了晚上又會整夜不眠。
既往治療	未曾治療，擔心藥物影響胎兒發育。
案例特點	懷孕後發病。孕早期及孕晚期女性，經常出現失眠問題。除了懷孕引起體內激素的變化會導致失眠，孕婦對胎兒的擔心也會影響睡眠。失眠後往往拒絕服用藥物，怕影響胎兒發育。睡不著又擔心失眠會影響孩子健康。為此非常糾結和痛苦。
療癒經歷	1. 行動改善：堅持「上下不動靜」五步治療。即使晚上失眠，白天也不能補覺。如果失眠以後下午補覺 3~4 小時，會導致失眠惡性循環。

療癒經歷	2. 藥物輔助：根據美國食品藥品監督管理局孕期藥物安全等級，A 類、B 類藥物對胎兒無明顯影響，C 類有些影響，D 類和 X 類有明顯影響。目前助眠藥物大部分屬於 C 類和 D 類。唑吡坦屬於 B 類，對於孕婦，相對安全。幫患者了解藥物安全知識以後，同意短期服用唑吡坦，快速改善睡眠。唑吡坦每晚 10mg，服藥後睡眠改善明顯。2 週後就把唑吡坦減到了每晚 5mg，睡眠依然穩定。4 週後基本不吃安眠藥，僅在睡不著時吃 5mg 唑吡坦。 3. 從「心」根治：幫她認識到「孩子有畸形」是一個非合理信念，導致擔心緊張。患者仔細回想才發現，是多年前自己表姐生的孩子有「先天性心臟病」，讓自己感到害怕。覺知了這個經過以後，擔心就減少了。而且自己本身就是醫生，可以定期給胎兒體檢，若有畸形，也能夠及早發現，如此就沒有那麼擔心了。
醫生點評	孕期失眠非常常見，堅持「上下不動靜」五步治療是康復的關鍵。如果失眠確實嚴重，適當的藥物治療也很有必要。對於造成心理壓力的想法，也要提高認知力。「想法」這個東西很有欺騙性。一旦腦子裡有念頭閃現，一定要問問自己，這個想法是自己的嗎？是正確的嗎？通過自我詢問，就會發現想法的荒謬性。想法改變了，情緒自然就放鬆了。

奪走睡眠的高血壓

NO. 5	人物簡介	男性，42 歲，博士學歷，機關幹部
	失眠病程	失眠 3 个月
	嚴重程度	★★★★☆

發病經過	一向覺得自己身體健康，每天堅持鍛煉，認為自己不會得病，結果 3 個月前單位體檢，發現血壓高，血壓最高為 150/100mmHg，心情非常緊張，擔心因為血壓高患心肌梗死等嚴重軀體疾病。之後開始失眠，主要是入睡困難、多夢、易醒等。怕長期失眠影響健康，晚上提前上床，白天增加午睡時間，嘗試泡腳、按摩、喝酸奶等各種調理方法，均沒有明顯效果，為此更加擔心。
既往治療	服用朋友從國外帶回來的褪黑素治療，每晚 3mg，效果不理想。做按摩、足療等也沒有效果。不敢吃西藥，怕藥物成癮。
案例特點	10 年前患者的父親因「心肌梗死」去世，對其打擊非常大。父親去世後，患者特別在意身體健康，每天都要堅持跑步、打球等運動。患者做事非常認真，工作比較順利，目前擔任單位中層幹部。

療癒經歷	1. 行動改善：聽說行為治療可以改善睡眠的消息後，非常高興，嚴格執行「上下不動靜」五步治療。正念呼吸時因為腦子裡有雜念而感到沮喪。當放下「內心清淨」的目標，只是關注在呼吸上的時候，患者感到了平靜和放鬆。正念呼吸時不需要給自己定目標，只是覺知呼吸就可以。 2. 藥物輔助：開始時怕吃西藥，擔心藥物成癮。經過我的解釋，同意短期服用助眠藥物。每晚給予佐匹克隆 7.5mg 治療，睡眠改善明顯，但第 2 天口苦。服藥治療 1 週後，佐匹克隆減量到每晚 3.75mg。減藥後睡眠時間變短，但能堅持行為治療。維持治療 2 週後，佐匹克隆改為必要時服用，而不是每天服用。吃藥次數越來越少。 3. 從「心」根治：對高血壓之所以恐懼，是因為潛意識當中認為「高血壓 = 心肌梗死」，父親就是因為高血壓而死於心肌梗死。當明白得高血壓不一定會心肌梗死時，焦慮得到部分緩解。通過服用降壓藥和正念呼吸練習，血壓控制平穩，就降低了心肌梗死的風險。
醫生點評	想法不等於事實。找到自己不合理的信念，這些不合理的信念才是自己焦慮的原因。「……應該……」或者「當……，會……」這樣的句式表達，代表著一個人的「思維規則」。這些「思維規則」往往是痛苦的原因，需要我們不斷去打破。

06 不許失敗的霸道總裁

NO. 6	人物簡介	男性，48 歲，本科學歷，私企老闆
	失眠病程	失眠半年，加重 1 個月
	嚴重程度	★★★★☆

發病經過	半年前企業準備上市，工作比較忙，壓力很大，經常熬夜到凌晨。之後漸漸出現失眠，主要是難以入睡，入睡後睡眠淺，一點動靜就醒，醒來後需要很長時間才能繼續入睡。白天感覺精力差，注意力不集中，記憶力下降，容易發脾氣。1 個月前企業沒能成功上市，備受打擊，非常自責，幾乎一夜沒睡。早晨起不來床，躺到中午才起。
既往治療	剛失眠時，朋友給了患者兩盒唑吡坦，於是每晚服用 1 片，效果較好，可睡 6~7 小時。隨著服藥時間延長，效果越來越差，睡眠時間越來越短。最近 1 個月，唑吡坦加量到每晚 2 片，也無法入睡。
案例特點	從小學習成績非常好，經常在班裡考第一。順利考上名牌大學，畢業後下海經商，創辦個人企業生產傢具，資產達十幾億人民幣。在同學和朋友眼中，是典型的成功人士。做事追求完美，幹甚麼都要爭第一。看似「神」一樣的人，一旦遇到無法實現的目標，就會遭遇巨大打擊，導致失眠、焦慮、抑鬱等精神心理問題的出現。

療癒經歷	1. 行動改善：認識到早晨賴床會影響晚上的睡眠，不管昨晚睡眠如何不好，第 2 天都按時起床，培養生物鐘。開始堅持「上下不動靜」五步治療。晚上 10：30 上床可以做到，但早晨 5：30 起床非常困難，一般要到 8：30 才能起床。和醫生討論後，決定每天往前提前 10 分鐘起床，大約 2 週後就可以做到早晨 6 點起床了。堅持白天不睡，適量運動，堅持正念呼吸等行為治療方法。 2. 藥物輔助：唑吡坦效果不理想，而且作用時間短。故換為作用時間更長的阿普唑侖治療，劑量為每晚 0.4mg。同時合併曲唑酮治療，劑量從每晚 25mg 逐漸加量到每晚 75mg。睡眠逐漸改善，之後緩慢減少阿普唑侖劑量，先減少到每晚 0.2mg，然後 2 週後減為每晚 0.1mg，又穩定 1 週後停用阿普唑侖。僅服用曲唑酮每晚 75mg 就可以睡好。 從「心」根治：讓患者意識到自己無法控制睡眠，越想控制就越失眠。這次失眠，就是感覺無法掌控公司的上市，備感壓力和緊張造成的。要承認自己不是無所不能的「神」，敢於面對失敗，一切順其自然。
醫生點評	認為自己是無所不能的「神」，是「全能自戀」的表現，遇到挫折很容易就陷入「自戀性暴怒」中。心理的成長，需要從「自戀」到安全「依戀」。造物主、宇宙、自然，或者「道」等更高的力量，可以成為人們後天的「依戀」對象。形成這樣的安全依戀，把自己交託出去，才能真正做到「順其自然」，真正「放下」。

退休了，失眠卻開始上班

NO. 7	人物簡介	女性，61 歲，大專學歷，小學退休老師
	失眠病程	失眠 6 年，加重 3 個月
	嚴重程度	★ ★ ★ ★ ☆

發病經過	6 年前退休後逐漸開始失眠，主要是入睡困難，常常需要幾小時才能入睡。白天醒來後覺得沒有睡夠，會繼續臥床，起床時間不固定，中午臥床 2 小時也睡不著，睡不著時心情煩躁。晚上擔心入睡困難，會早點上床，一般 8：30 就要上床躺著，熬到凌晨 1~2 點才能入睡。睡不好就感覺沒有精神，也不願出門活動，整天待在家裡，經常躺床上看電視或者聽評書。最近 3 個月，失眠明顯加重，感覺自己一夜都沒有睡，為此心情苦悶，有時甚至覺得活著沒意思，但沒有輕生的念頭和行為。
既往治療	曾服用艾司唑侖治療，開始時吃 1 片就能睡著，但效果越來越差，需要加量到 2~3 片才有效果。最近 3 個月吃 3 片艾司唑侖也無法入睡。
案例特點	退休後沒有工作的壓力，生活開始變得不規律。作息不規律，就會導致失眠出現。生活內容比較匱乏，就會過多關注健康、睡眠等問題。越是關注，反而越是焦慮。

療癒經歷	1.行動改善：住院後，明白了行為治療的重要性，堅持按照「上下不動靜」的要求去做，即晚10：30上床，早5：30下床，不午睡、不補覺、不賴床，每天運動1小時，正念呼吸1小時。能夠嚴格執行。

2.藥物輔助：艾司唑侖效果不佳，換用氯硝西泮每晚2mg治療，並加用曲唑酮治療，曲唑酮劑量從每晚25mg逐漸加量到每晚100mg。換藥後睡眠改善，每晚可以睡6~7小時。堅持行為治療2週後，氯硝西泮逐漸減量，每次減少0.5mg，1週減少1次。大約經過5週，停用氯硝西泮。每次減氯硝西泮，睡眠都有1~2天波動，主要是睡眠時間短、睡眠淺，但堅持行為治療後，3~5天睡眠就可以恢復到正常水平。治療大約3個月，曲唑酮開始減量，每次減少25mg，1週減少1次。3週後順利停掉曲唑酮。即使不用藥物，睡眠也能維持5~6小時。

3.從「心」根治：幫患者深刻認識到失眠並不可怕，可怕的是對失眠的恐懼。「睡眠才是休息」的固有想法，讓人在失眠時煩躁不安。睡不著，可以起來做正念呼吸，一樣起到休息作用。 |
| 醫生點評 | 很多人退休後容易失眠，很重要的一個原因就是作息不規律，希望多睡一睡，以為睡多點更健康。建議退休了也要堅持上班時的作息規律。其實，睡眠和吃飯一個道理，不是吃得越多越健康，適量才是最好。既往研究顯示，睡眠時間過長，反而增加死亡風險。 |

失眠 30 年的釘子戶

NO. 8	人物簡介	男性，65 歲，小學學歷，個體
	失眠病程	失眠 37 年
	嚴重程度	★★★★★

發病經過	28 歲時因為生意不順利，開始出現失眠，主要是睡不著、多夢。晚上睡不好，白天就沒有精神，經常賴在床上休息。30 歲時生意越來越好，掙錢越來越多，現在家產已經幾千萬，但睡眠一直沒有好轉。剛開始吃某種藥物時有效，但吃一段就沒有效果了。
既往治療	先後就診過多家醫院，吃了非常多的藥物，幾乎把所有鎮靜作用的精神類藥物吃了一遍，如：艾司唑侖、阿普唑侖、勞拉西泮、地西泮、氯硝西泮、米氮平、曲唑酮、喹硫平、奧氮平、氯氮平等。
案例特點	失眠病史很長，幾乎用遍了所有安眠藥。這樣的患者一般來講，藥物治療效果不好，更多的應該是加強行為治療和心理治療。
療癒經歷	1. 行動改善：認識到白天過多臥床會導致失眠加重，嚴格執行「上下不動靜」五步治療。對正念呼吸感受很深，覺得一做正念呼吸就有睏意。所以晚上睡前會常規做 45 分鐘正念呼吸。同時白天也不臥床，把幾十年的午睡習慣也改掉了。

療癒經歷	2. 藥物輔助：就診時每晚服用氯硝西泮 4mg + 奧氮平 5mg + 米氮平 45mg。治療的重點是在心理及行為治療的幫助下，逐漸減少助眠藥物劑量。堅持「上下不動靜」五步治療 3 週後，睡眠就得到改善，之後就逐漸減少氯硝西泮，每次減少 0.5mg，每週減少 1 次。大約用了 3 個月，氯硝西泮就慢慢減掉了。 3. 從「心」根治：讓患者意識到失眠本身對健康沒有多大影響，失眠時的煩躁才是傷害身體的罪魁禍首。睡不著時，如果能夠起來做正念呼吸，讓心專注在呼吸上，身心自然放鬆，反而可以睡著。睡眠是休息，正念呼吸也是休息，能睡就睡，睡不著就正念呼吸，不必糾結。
醫生點評	正念 1 刻鐘，不差於深睡 1 小時。正念呼吸時注意力在呼吸上，沒有雜念，更能讓人得到休息。助眠藥物也不是萬能的，不要把安眠藥當成了「神」。只有讓心靈深深扎根在「道」的土壤，才能獲得源源不斷的力量。

參考文獻

- 陸林. 睡眠那些事兒. 北京：北京大學醫學出版社，2017.

- 張斌. 中國失眠障礙診斷和治療指南. 北京：人民衛生出版社， 2016.

- 趙忠新. 睡眠醫學. 北京：人民衛生出版社，2017.

- Bastien CH, Vallières A, Morin CM. Validation of the Insomnia Severity Index as an outcome measure for insomnia research. *Sleep Med*, 2001, 2:297–307.

- Buysse DJ, Angst J, Gamma A, et al. Prevalence, course, and comorbidity of insomnia and depression in young adults. *Sleep*, 2008, 31:473–480.

- Kroenke K, Spitzer RL, Williams JBW. The PHQ-9: Validity of a Brief Depression Severity Measure. *Journal of General Internal Medicine*, 2001, 16(9):606–613.

- Morin CM. *Insomnia:psychological assessment and management*. New York: Guilford Press, 1993.

- Morin CM, Benca R. Chronic insomnia. *Lancet*, 2012, 379:1129–1141 .

- Morin CM, Belanger L, LeBlanc M, et al. The natural history of insomnia: a population-based 3-year longitudinal study. *Arch Intern Med*, 2009, 169:447–453.

- Morphy H, Dunn KM, Lewis M, et al. Epidemiology of insomnia:a longitudinal study in a UK population, *Sleep*, 2007, 30:274–280.

- Newman AB, Enright PL, Manolio TA, et al. Sleep disturbance, psychosocial correlates, and cardiovascular disease in 5201 older adults:the Cardiovascular Health Study. *J Am Geriatr Soc*, 1997, 45:1–7.

- O'Hare E, Flanagan D, Penzel T, et al. A comparison of radio-frequency biomotion sensors and actigraphy versus polysomnography for the assessment of sleep in normal subjects. *Sleep Breath*, 2015, 19:91–98.

- Ohayon MM. Epidemiology of insomnia: what we know and what we still need to learn. *Sleep Med Rev*, 2002, 6:97–111.

- Porsolt RD, Bertin A, Jalfre M. Behavioral despair in mice:a primary screening test for antidepressants. *Arch. Int. Pharmacodyn. Ther*, 1997, 229:327–336.

- Porsolt RD, Pichon ML, Jalfre M. Depression:a new animal model sensitive to antidepressant treatments. *Nature*, 1977, 266:730–732.

- Spielman AJ, Caruso LS, Glovinsky PB. A behavioral perspective on insomnia treatment. *Psychiatr Clin North Am*, 1987, 10:541–553.

- Sunderajan P, Gaynes BN, Wisniewski SR, et al. Insomnia in patients with depression: a STAR*D report. *CNS Spectr*, 2010, 15(6):394–404.

- Schutte RS, Broch L, Buysse D, et al. Clinical guideline for the evaluation and management of chronic insomnia in adults. *J Clin Sleep Med*, 2008, 4:487–504.

- Spitzer RL, Kroenke K, Williams JBW. Patient Health Questionnaire Study Group. Validity and utility of a self-report version of PRIME-MD: the PHQ Primary Care Study. *JAMA*, 1999, 282:1737–1744.

- Zuithoff NP, Vergouwe Y, King M, et al. The Patient Health Questionnaire-9 for detection of major depressive disorder in primary care: consequences of current thresholds in a crosssectional study. *BMC Fam Pract*, 2010, 11:98–104.

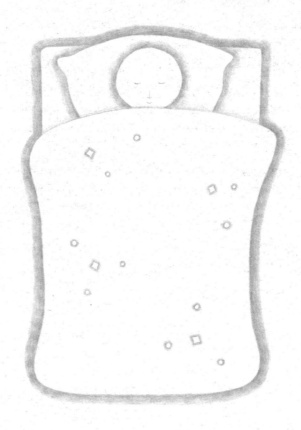

跋

睡眠自勉文

我們不再試圖控制睡眠

明白睡眠不能被刻意改變

努力去除不良睡眠習慣

做到按時上下床

每日堅持運動與靜心

失眠時煩躁讓我們疲憊不堪

安住在當下是最好的滋養

放下對療效的期待

只需做好「上下不動靜」

讓正念去關照我們的睡眠

停止抱怨，多找自己的缺點

知道寬恕是去痛片、助人是百樂源

我們與人相處就不再困難

不再糾結過去，不再恐懼明天

讓生命之花在當下展現

致謝

感謝「活字國際」公司的董秀玉、汪家明、鍾經武、

吳豔萍等老師對本書的推動、編輯和出版；

感謝王海鑒老師對全書文稿的整理；

感謝陳美瑩老師對部分章節文稿的修訂；

感謝田姍姍藥師協助拍攝藥物圖片；

感謝我的同事們對我的關愛和幫助；

感謝我的廣大患者，讓我有了前進的動力，

使我體驗到了助人的快樂；

最後，感謝我的家人對我的理解和支持！

責任編輯　　許瓊英
書籍設計　　林　溪
排　　版　　周　榮
印　　務　　馮政光

書　　名　　失眠療癒
叢 書 名　　生命·健康
作　　者　　孫　偉
整　　理　　王海鑒
內文插圖　　王子豹
出　　版　　香港中和出版有限公司
　　　　　　Hong Kong Open Page Publishing Co., Ltd.
　　　　　　香港北角英皇道499號北角工業大廈18樓
　　　　　　http://www.hkopenpage.com
　　　　　　http://www.facebook.com/hkopenpage
　　　　　　http://weibo.com/hkopenpage

香港發行　　香港聯合書刊物流有限公司
　　　　　　香港新界大埔汀麗路36號3字樓
印　　刷　　中華商務彩色印刷有限公司
　　　　　　香港新界大埔汀麗路36號中華商務印刷大廈
版　　次　　2019年1月香港第一版第一次印刷
規　　格　　32開（128mm × 188mm）184面
國際書號　　ISBN 978-988-8570-14-0
　　　　　　© 2019 Hong Kong Open Page Publishing Co., Ltd.
　　　　　　Published in Hong Kong